LA CUISINE PEAU HEUREUSE

100 recettes pour nourrir votre peau de l'intérieur

Elsa Louis

Matériel protégé par le droit d'auteur ©2024

Tous droits réservés

Aucune partie de ce livre ne peut être utilisée ou transmise sous quelque forme ou par quelque moyen que ce soit sans le consentement écrit approprié de l'éditeur et du propriétaire des droits d'auteur, à l'exception de brèves citations utilisées dans une critique. Ce livre ne doit pas être considéré comme un substitut à un avis médical, juridique ou autre conseil professionnel.

TABLE DES MATIÈRES

TABLE DES MATIÈRES..3
INTRODUCTION..8
PETIT DÉJEUNER ET BRUNCH...10
1. CRÊPES AU SARRASIN..11
2. LASSI DE PETIT-DÉJEUNER CURATIF.................................13
3. GAUFRES AU MILLET..15
4. TOFU ET CHOU FRISÉ BROUILLER......................................17
5. AVOINE PROTÉINÉE AUX FRUITS ET AU QUINOA...............20
6. CÉRÉALES AUX POMMES..23
7. PARATHA FARCI AU CHOU-FLEUR......................................25
8. PARATHA FARCI AUX ÉPINARDS..27
9. GUÉRIR LE BLÉ CONCASSÉ AVEC DES NOIX DE CAJOU....29
10. CRÊPES AUX GRAMMES FENDUS ET AUX LENTILLES.....32
11. CRÊPES CURATIVES À LA FARINE DE POIS CHICHES......35
12. CRÊPES À LA CRÈME DE RIZ..38
13. MASALA TOFU BROUILLÉ...41
14. CRÊPES AUX GRAINES DE CARAMBOLE..........................44
15. SMOOTHIE CURATIF AUX ABRICOTS ET AU BASILIC.......47
16. CRÊPES JAGGERY...49
17. BOUILLIE DE NOIX..51
18. QUINOA À LA CANNELLE ET AUX PÊCHES.......................53
19. BOUILLIE DE QUINOA...55
20. THÉ DE GUÉRISON..57

21. EAU D'ARTICHAUT..59
22. LAIT D'AMANDE DORÉE ET CURCUMA..................61
APÉRITIFS ET SNACKS..63
23. BOUCHÉES DE GOMBO ET DE CONCOMBRE...........64
24. PATATES DOUCES AU TAMARIN.............................67
25. BARRES AUX AMANDES...69
26. POIRES FARCIES AUX FIGUES................................71
27. BOULES D'ÉPICES...73
28. COLLATION DE CÉLERI..75
29. BOULES DE SPIRULINE..77
30. P , P ET P COLLATION..79
31. CRAQUELINS À L'OIGNON.....................................81
32. CHOU-FLEUR JAUNE , SALADE DE POIVRONS.......83
33. MAÏS SOUFFLÉ ÉPICÉ SUR LA CUISINIÈRE............85
34. MASALA PAPAD...87
35. NOIX DE MASALA GRILLÉES..................................89
36. AMANDES ET NOIX DE CAJOU RÔTIES AUX ÉPICES CHAI............91
37. POPPERS ÉPICÉS AUX POIS CHICHES....................93
38. CARRÉS VÉGÉTARIENS AU FOUR...........................95
39. GALETTES DE PATATES DOUCES ÉPICÉES.............98
PLAT PRINCIPAL : LÉGUMES..................................101
40. TOFU ÉPICÉ ET TOMATES....................................102
41. HACHIS DE POMMES DE TERRE AU CUMIN..........105
42. HACHIS DE POMMES DE TERRE AUX GRAINES DE MOUTARDE 108
43. POIS DE GUÉRISON ET CHOU BLANC...................110
44. CHOU AUX GRAINES DE MOUTARDE ET À LA NOIX DE COCO...112

45. HARICOTS VERTS AUX POMMES DE TERRE..................115

46. AUBERGINES AUX POMMES DE TERRE.......................118

47. CHOUX DE BRUXELLES MASALA....................................121

48. CHOU-FLEUR GREC...124

49. PÂTES CRÉMEUSES AUX COURGETTES.........................126

50. COURGETTES AU PESTO DE POTIRON...........................128

51. PILAF DE COURGETTES À L'ANETH.................................130

52. COUSCOUS CRÉMINI PILAF...132

53. RISOTTO AUX ASPERGES CURATIVES............................135

54. BOULGOUR À LA SAUCE POTIRON..................................138

PLAT PRINCIPAL : LÉGUMINEUSES ET CÉRÉALES...............140

55. SALADE DE RUE AUX LÉGUMINEUSES............................141

56. HARICOTS ET LÉGUMES MASALA....................................143

57. DE HARICOTS ENTIERS À LA NOIX DE COCO................145

58. HARICOTS AU CURRY OU LENTILLES.............................147

59. LENTILLES AUX FEUILLES DE CURRY.............................150

60. GOA LENTILLES NOIX DE COCO CURRY........................153

61. LÉGUMINEUSES CHANA MASALA....................................156

62. HARICOTS ET LENTILLES MIJOTÉS..................................159

63. CHANA ET SPLIT MOONG DAL AVEC FLOCONS DE POIVRE.......161

64. DHOKLA DE RIZ BRUN ET DE HARICOTS ADZUKI...................164

65. HARICOTS MUNGO ET RIZ AUX LÉGUMES.....................167

66. LÉGUMES SAUTÉS...169

67. POIS CHICHES ET PÂTES ESPAGNOLES........................171

68. PÂTES SANS DÔME...174

69. RISOTTO AU RIZ BRUN..176

70. TABOULÉ DE QUINOA HEIN...178

71. MILLET, RIZ ET GRENADE...180

PLAT PRINCIPAL : CURRY..182

72. CURRY DE POTIRON AUX GRAINES ÉPICÉES...................183

73. CURRY DE GOMBO...186

74. CURRY DE LÉGUMES À LA NOIX DE COCO......................188

75. CURRY DE LÉGUMES DE BASE..190

76. CURRY AUX HARICOTS NOIRS ET À LA NOIX DE COCO............192

77. CURRY DE CHOU-FLEUR ET DE NOIX DE COCO................195

78. CURRY DE CHOU-FLEUR ET DE POMMES DE TERRE.........197

79. CURRY DE POMMES DE TERRE, CHOU-FLEUR ET TOMATES.....199

80. CURRY DE LÉGUMES ET DE LENTILLES.............................201

81. CURRY DE TOMATES..204

82. CURRY DE COURGE BLANCHE...206

83. MELON D'HIVER AU CURRY...208

84. CURRY INSPIRÉ DU SAMBHAR SUR LA CUISINIÈRE...................210

85. HARICOTS ET LENTILLES AU CURRY PUNJABI..........................213

86. CURRY AUX ÉPINARDS, COURGES ET TOMATES......................216

DESSERTS...219

87. MOUSSE DE CAROUBE À L'AVOCAT...............................220

88. MÛRIER ÉPICÉ ET POMMES..222

89. GÂTEAU AUX CAROTTES ACIDULÉ.................................224

90. CRÈME DE CANNEBERGE..226

91. À LA BANANE, AU GRANOLA ET AUX BAIES..................228

92. CROUSTILLANT AUX MYRTILLES ET AUX PÊCHES..................230

93. GRUAU BRÛLÉE..232

94. GRANITA AUX PETITS FRUITS ASSORTIS..................................234

95. GLACE VÉGÉTALIENNE À LA CITROUILLE NON SUCRÉE.............236

96. CRÈME FRUITÉE GLACÉE..238

97. POUDING À L'AVOCAT..240

98. ROULEAUX DE CHILI ET DE NOIX...242

99. TARTE AUX POMMES CURATIVE..244

100. MACARONS À LA NOIX DE COCO ET À L'EAU D'ORANGE........247

CONCLUSION..250

INTRODUCTION

Entrez dans « LA CUISINE PEAU HEUREUSE», un royaume où les délices culinaires rencontrent les soins de la peau, vous proposant 100 recettes conçues pour nourrir votre peau de l'intérieur. Ce livre de recettes est votre guide pour exploiter le pouvoir des ingrédients sains, des superaliments et des recettes savamment élaborées pour favoriser une peau radieuse et saine. Rejoignez-nous dans un voyage à la découverte de l'intersection de la nutrition et des soins de la peau, créant un mélange harmonieux qui améliore votre bien-être et votre beauté.

Imaginez une cuisine remplie de fruits, de légumes et d'ingrédients riches en nutriments, chacun choisi pour soutenir la santé et la vitalité de votre peau. « LA CUISINE PEAU HEUREUSE» n'est pas seulement une collection de recettes ; c'est une approche holistique des soins de la peau qui reconnaît l'importance de nourrir votre corps de l'intérieur. Que vous cherchiez à répondre à des problèmes de peau spécifiques, à rehausser votre teint général ou simplement à vous offrir des repas délicieux et respectueux de la peau, ces recettes sont conçues pour transformer votre cuisine en un paradis pour une peau radieuse et heureuse.

Des smoothies riches en antioxydants aux salades stimulant le collagène, et des plats riches en oméga-3 aux délicieux desserts aux propriétés améliorant la peau, chaque recette est une célébration de la synergie entre la nutrition et les soins de la peau. Que vous soyez un passionné de soins de la peau ou un amateur de cuisine désireux d'explorer les bienfaits beauté de vos repas, « LA CUISINE PEAU HEUREUSE» est votre ressource incontournable pour créer une routine de soins de la peau qui commence dans votre assiette.

Rejoignez-nous pour plonger dans le monde des aliments qui améliorent la beauté, où chaque plat témoigne de l'idée qu'une peau saine et radieuse commence par les choix que vous faites dans votre cuisine. Alors, rassemblez vos ingrédients riches en nutriments, exploitez le pouvoir de la nourriture comme médicament et nourrissons notre chemin vers une peau heureuse et éclatante avec « LA CUISINE PEAU HEUREUSE».

PETIT DÉJEUNER ET BRUNCH

1. Crêpes au sarrasin

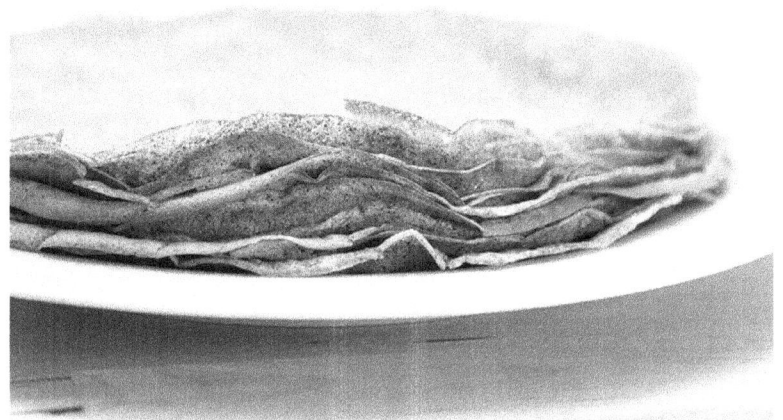

Donne : 3 crêpes

INGRÉDIENTS:
- ½ tasse d'eau
- ¼ cuillère à café de gingembre en poudre
- 1 cuillère à café de graines de lin moulues
- ½ tasse de sarrasin
- ½ cuillère à café de cannelle
- Beurre végétalien pour cuisiner

INSTRUCTIONS:
a) Mélangez tous les ingrédients dans un bol. Laissez le mélange reposer pendant 8 à 10 minutes.
b) Au moment de cuire, mettez le beurre végétalien dans une poêle à feu moyen.
c) Prélevez trois cuillères à soupe de pâte et étalez-la finement avec le dos d'une cuillère.
d) Lorsque des bulles commencent à apparaître sur la face supérieure, retournez délicatement la crêpe et faites cuire l'autre face quelques minutes.

2. Lassi de petit-déjeuner curatif

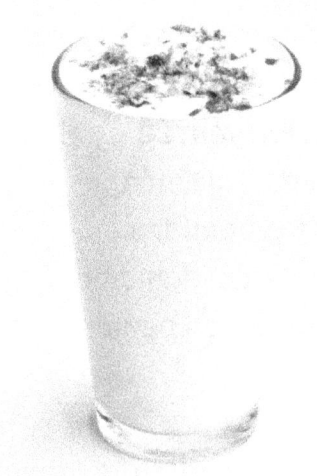

Donne : 2 portions

INGRÉDIENTS :
- ½ tasse de yaourt à la noix de coco et aux amandes
- ½ tasse d'eau purifiée filtrée ou de source
- 1 datte Medjool dénoyautée
- pincée de poudre de curcuma
- pincée de cannelle en poudre
- pincée de poudre de cardamome
- 3 stigmates de safran en option

INSTRUCTIONS :
a) Mettez tous les ingrédients dans un mélangeur et mélangez pendant 2 minutes jusqu'à consistance lisse.
b) Boire immédiatement.

3. Gaufres au millet

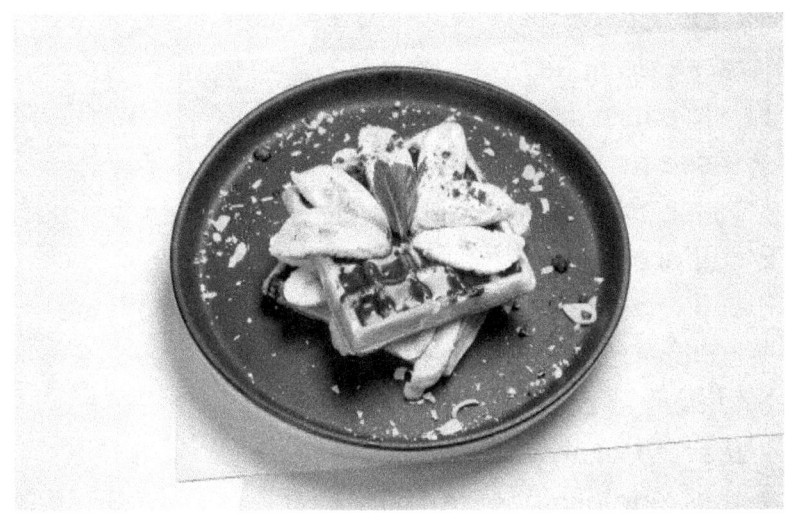

Donne : 4

INGRÉDIENTS :
- 1 tasse de millet
- 1 c de sarrasin grillé
- ¼ tasse de graines de lin
- ¼ tasse de flocons de noix de coco râpés non sucrés
- 2 cuillères à soupe de mélasse ou d'agave
- 2 cuillères à soupe d'huile de coco non raffinée
- ½ cuillère à café de sel
- 1 cuillère à café de cannelle moulue
- 1 zeste d'orange
- ¼ tasse de graines de tournesol
- Sirop au chocolat

INSTRUCTIONS :
a) Mettre le mil, le sarrasin et le lin dans un plat et ajouter de l'eau ; laisser reposer toute la nuit puis égoutter.
b) Placez les grains dans un mixeur avec suffisamment d'eau pour recouvrir les grains.
c) Mélanger le reste des ingrédients, à l'exclusion des graines de tournesol.
d) Mélangez pour obtenir une pâte épaisse.
e) Mettez un peu de pâte dans un gaufrier chaud.
f) Saupoudrer la pâte de graines de tournesol et cuire au four selon les instructions du fabricant.
g) Servir avec ou sans vos garnitures préférées.

4. Tofu et chou frisé brouiller

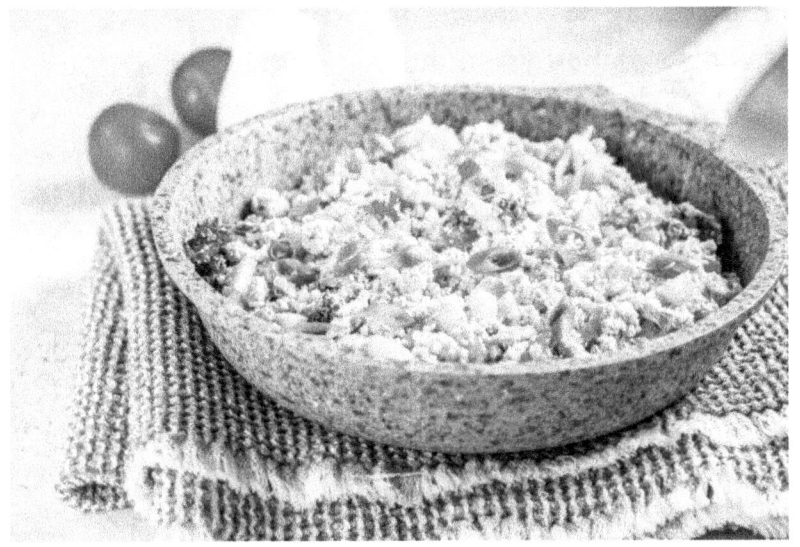

Donne : 2

INGRÉDIENTS:
- 2 tasses de chou frisé, haché
- 2 cuillères à soupe d'huile d'olive
- 8 onces de tofu extra-ferme, égoutté et émietté
- $\frac{1}{4}$ d'oignon rouge, tranché finement
- $\frac{1}{2}$ poivron rouge, tranché finement

SAUCE
- Eau
- $\frac{1}{4}$ cuillères à soupe de curcuma
- $\frac{1}{2}$ cuillères à soupe de sel marin
- $\frac{1}{2}$ cuillères à soupe de cumin moulu
- $\frac{1}{2}$ cuillères à soupe de poudre d'ail
- $\frac{1}{4}$ cuillères à soupe de poudre de chili

POUR SERVIR
- Pommes de terre pour le petit-déjeuner ou pain grillé
- salsa
- Coriandre
- Sauce piquante

INSTRUCTIONS:
SAUCE
a) Mélangez les épices sèches dans un plat avec suffisamment d'eau pour obtenir une sauce versable. Mettre de côté.
b) Faites chauffer l'huile d'olive dans une poêle et faites revenir l'oignon et le poivron rouge.

c) Incorporer les légumes et assaisonner avec une touche de sel et de poivre.
d) Cuire pendant 5 minutes ou jusqu'à ce qu'il soit ramolli.
e) Ajouter le chou frisé et couvrir pendant 2 minutes pour cuire à la vapeur.
f) Déplacez les légumes d'un côté de la poêle et ajoutez le tofu.
g) Au bout de 2 minutes, ajoutez la sauce et remuez rapidement pour bien répartir la sauce.
h) Cuire encore 6 minutes ou jusqu'à ce que le tofu soit légèrement doré.
i) Servir avec des pommes de terre ou du pain pour le petit-déjeuner.

5. Avoine protéinée aux fruits et au quinoa

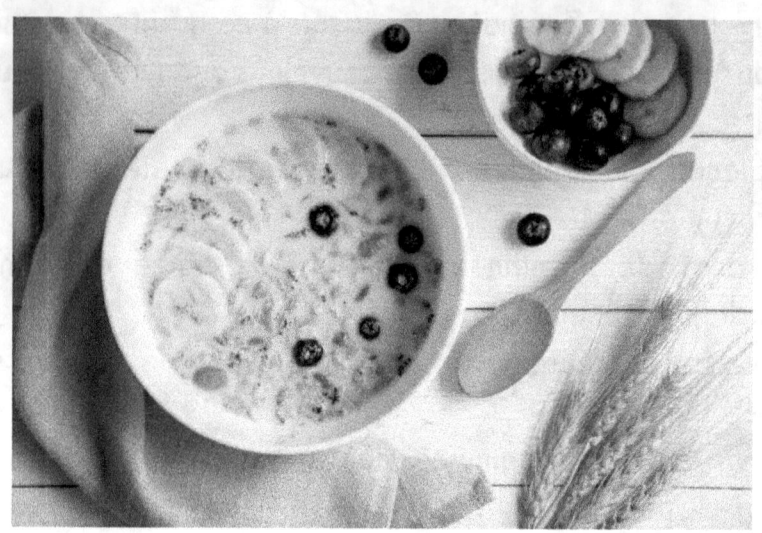

Donne : 1

INGRÉDIENTS:
- ¼ tasse de flocons d'avoine sans gluten
- ¼ tasse de quinoa cuit
- 2 cuillères à soupe de poudre de protéine végétalienne à la vanille naturelle
- 1 cuillère à soupe de graines de lin moulues
- 1 cuillères à soupe de cannelle
- ¼ banane, écrasée
- Quelques gouttes de stevia liquide
- ¼ tasse de framboises
- ¼ tasse de myrtilles
- ¼ tasse de pêches coupées en dés
- ¾ tasse de lait d'amande non sucré

Garnitures :
- noix de coco grillée
- beurre d'amande
- amandes
- fruits secs
- Fruits frais

INSTRUCTIONS:
a) Mélanger les flocons d'avoine, le quinoa, la poudre de protéines, le lin moulu et la cannelle, et remuer pour combiner.
b) Ajoutez la purée de banane, la stévia, les baies et les pêches.
c) Ajoutez le lait d'amande et mélangez les ingrédients.

d) Conserver au réfrigérateur toute la nuit.
e) Servir froid !

6. Céréales aux pommes

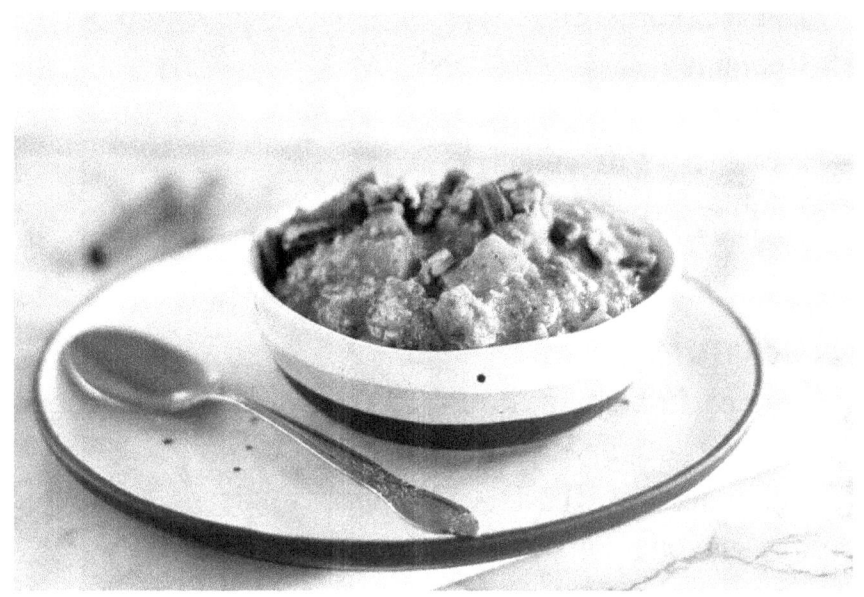

Donne : 1 portion

INGRÉDIENTS:
- 1 pomme
- 1 poire
- 2 branches de céleri
- 1 cuillère à soupe d'eau
- Pincée de cannelle

INSTRUCTIONS:
a) Coupez la pomme, la poire et le céleri en morceaux et mettez-les dans un mixeur.
b) Mélangez les fruits et légumes avec de l'eau jusqu'à obtenir une consistance lisse.
c) Pimentez-le avec de la cannelle si vous le souhaitez.

7. Paratha farci au chou-fleur

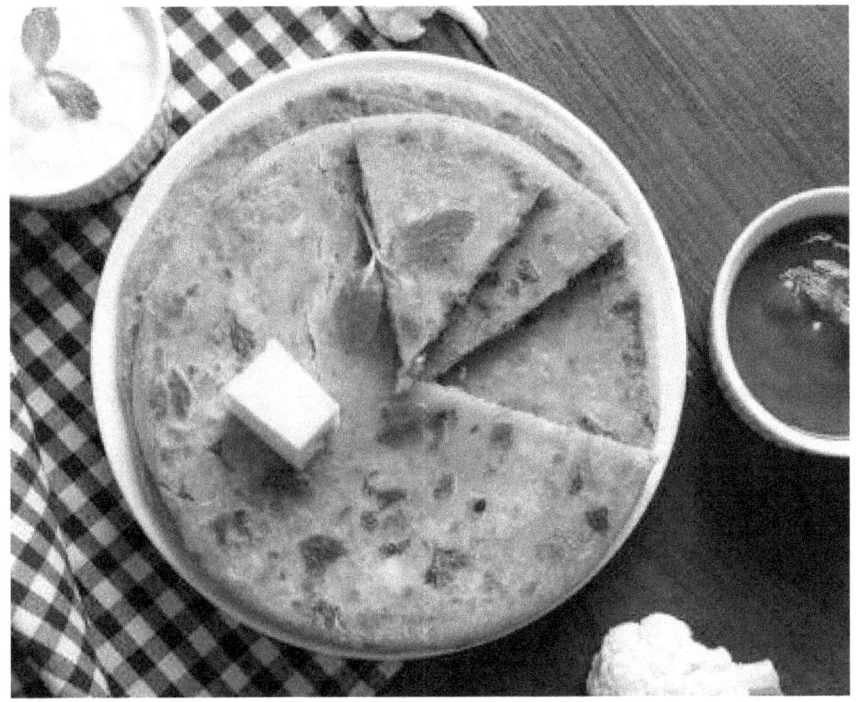

Donne : 12

INGRÉDIENTS:
- 2 tasses de chou-fleur râpé
- 1 cuillère à café de gros sel marin
- ½ cuillère à café de garam masala
- ½ cuillère à café de poudre de curcuma
- 1 lot de Roti Dough sans gluten

INSTRUCTIONS:
a) Dans un bol profond, mélangez le chou-fleur, le sel, le garam masala et le curcuma.
b) Prenez une portion de la pâte à roti de la taille d'une balle de golf et roulez-la entre vos paumes.
c) Aplatissez-le dans vos paumes et étalez-le sur une planche.
d) Déposer une cuillerée de garniture au chou-fleur au centre de la pâte.
e) Pliez tous les côtés pour qu'ils se rejoignent au milieu.
f) Saupoudrez le carré de farine sans gluten .
g) Étalez-le à nouveau jusqu'à ce qu'il soit fin et rond.
h) Faites chauffer une poêle, puis ajoutez les parathas et laissez cuire 30 secondes ou jusqu'à ce qu'ils soient fermes.
i) Retourner et cuire 30 secondes.
j) Huiler et cuire jusqu'à ce que les deux côtés soient légèrement dorés.

8.Paratha farci aux épinards

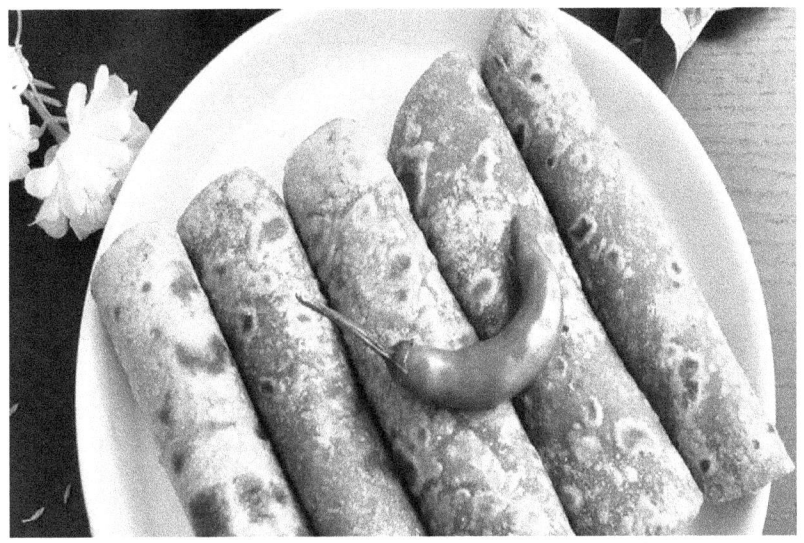

Donne : 20 à 24

INGRÉDIENTS:
- 1 tasse d'eau
- 3 tasses de farine de paratha sans gluten
- 2 tasses d'épinards frais, parés et finement hachés
- 1 cuillère à café de gros sel marin

INSTRUCTIONS:
a) Au robot culinaire, mélanger la farine sans gluten et les épinards.
b) Ajoutez l'eau et le sel et mélangez jusqu'à ce que la pâte devienne collante.
c) Pétrir quelques minutes sur une surface, jusqu'à ce qu'elle soit lisse.
d) Prenez un morceau de pâte de la taille d'une balle de golf et roulez-le entre vos paumes.
e) Étalez-le sur une surface après l'avoir pressé entre vos paumes pour l'aplatir quelque peu.
f) Cuire dans une poêle à fond épais pendant 30 secondes avant de retourner.
g) Ajouter l'huile et cuire jusqu'à ce que tous les côtés soient bien dorés.

9. Guérir le blé concassé avec des noix de cajou

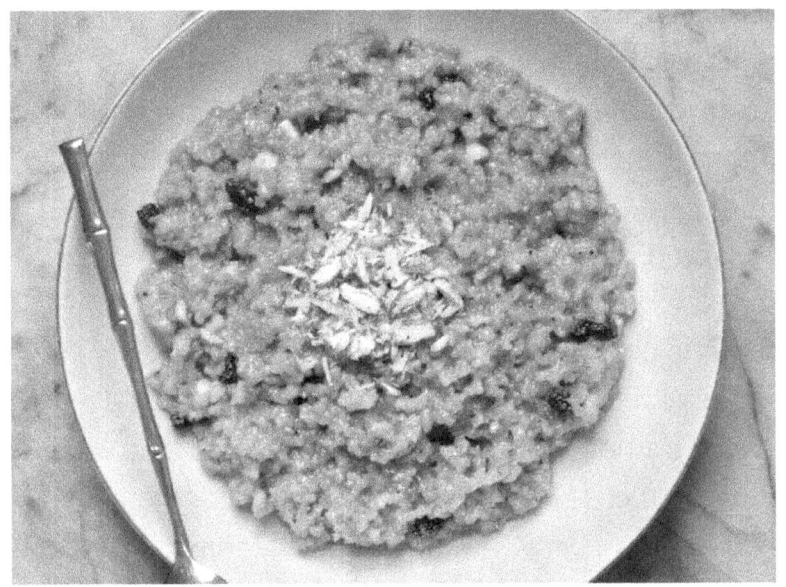

Donne : 3 portions

INGRÉDIENTS :
- Jus de 1 citron
- 1 tasse de blé concassé
- ½ oignon jaune ou rouge, pelé et coupé en dés
- 1 cuillère à café de gros sel marin
- 2 tasses d'eau bouillante
- 1 carotte, pelée et coupée en dés
- 1 cuillère à soupe d'huile
- 1 piment thaï, serrano ou cayenne,
- ¼ tasse de noix de cajou crues, rôties à sec
- 1 cuillère à café de graines de moutarde noire
- 4 feuilles de curry, hachées grossièrement
- ½ tasse de petits pois, frais ou surgelés

INSTRUCTIONS :
a) Rôtir à sec le blé concassé pendant 7 minutes ou jusqu'à ce qu'il soit doré.
b) Faites chauffer l'huile dans une grande casserole à fond épais.
c) Ajouter les graines de moutarde et cuire 30 secondes ou jusqu'à ce qu'elles grésillent.
d) Faire revenir les feuilles de curry, l'oignon, la carotte, les pois et les piments pendant 3 minutes.
e) Ajouter le blé concassé, les noix de cajou et le sel et bien mélanger.
f) Au mélange, ajoutez l'eau bouillante.

g) Laisser mijoter sans couvercle jusqu'à ce que le liquide soit complètement absorbé.
h) En toute fin de cuisson, ajoutez le jus de citron.
i) Laisser reposer 15 minutes pour permettre aux saveurs de se mélanger.

10. Crêpes aux grammes fendus et aux lentilles

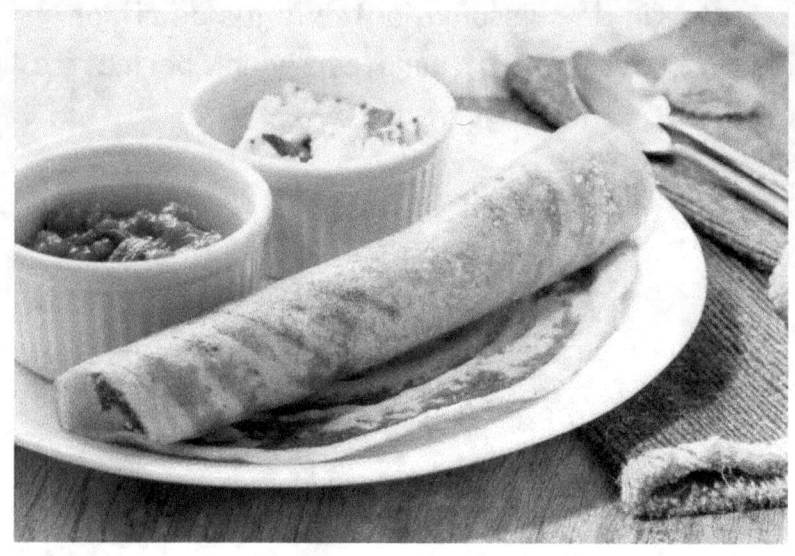

Donne : 3

INGRÉDIENTS:
- ½ oignon pelé et coupé en deux
- 1 tasse de riz basmati brun, trempé
- 2 cuillères à soupe de gramme divisé, trempé
- ½ cuillère à café de graines de fenugrec trempées
- ¼ tasse de lentilles noires entières avec la peau, trempées
- 1 cuillère à café de gros sel de mer, divisé
- Huile, pour poêler
- 1½ tasse d'eau

INSTRUCTIONS:
a) Mixez les lentilles et le riz avec de l'eau.
b) Laisser fermenter la pâte 6 à 7 heures dans un endroit légèrement tiède.
c) Préchauffer une plaque chauffante à feu moyen.
d) Étalez 1 cuillère à café d'huile dans la poêle.
e) Une fois la poêle chaude, insérez une fourchette dans la partie arrondie non coupée de l'oignon.
f) Frottez la moitié coupée de l'oignon d'avant en arrière sur votre poêle tout en tenant le manche de la fourchette.
g) Gardez un petit bol d'huile à côté avec une cuillère pour une utilisation ultérieure.
h) Verser la pâte au centre de la poêle chaude et préchauffée.
i) Faites des mouvements lents dans le sens des aiguilles d'une montre avec le dos de votre louche du centre

vers le bord extérieur de la poêle jusqu'à ce que la pâte devienne fine et ressemble à une crêpe.
j) Versez un mince filet d'huile dans un cercle autour de la pâte à l'aide d'une cuillère.
k) Faites cuire le dosa jusqu'à ce qu'il soit légèrement doré.
l) Retourner et cuire également l'autre côté.
m) Servir avec du jeera épicé ou des pommes de terre au citron, du chutney de noix de coco et du sambhar.

11. Crêpes curatives à la farine de pois chiches

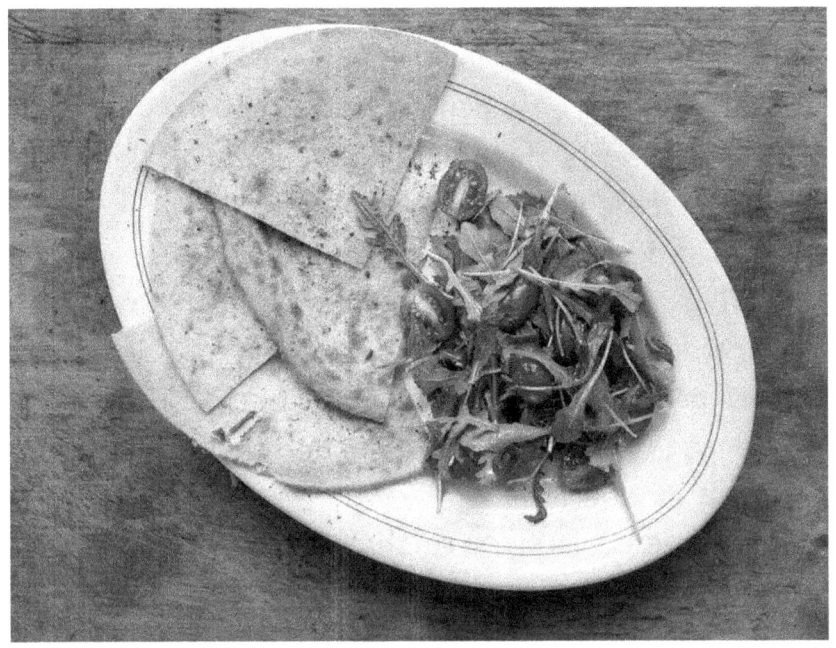

Donne : 8

INGRÉDIENTS:
- ½ cuillère à café de coriandre moulue
- ½ cuillère à café de poudre de curcuma
- 2 piments verts thaï, serrano ou cayenne, hachés
- ¼ tasse de feuilles de fenugrec séchées
- 2 tasses de farine de gramme
- 1 cuillère à café de poudre de piment rouge ou de poivre de Cayenne
- Huile, pour poêler
- 1 morceau de racine de gingembre, pelée et râpée ou hachée
- ½ tasse de coriandre fraîche, hachée
- 1 cuillère à café de gros sel marin
- 1½ tasse d'eau
- 1 oignon pelé et émincé

INSTRUCTIONS:
a) Dans un grand bol à mélanger, mélanger la farine de pois chiches et l'eau jusqu'à consistance lisse. Mettre de côté.
b) Incorporer le reste des ingrédients, sauf l'huile.
c) Préchauffer une plaque chauffante à feu moyen.
d) Étalez ½ cuillère à café d'huile sur la plaque chauffante.
e) Versez la pâte au centre du moule.
f) Étalez la pâte dans un mouvement circulaire dans le sens des aiguilles d'une montre du centre vers

l'extérieur de la poêle avec le dos de la louche pour obtenir une crêpe fine et ronde.

g) Faites cuire le Poora environ 2 minutes d'un côté, puis retournez-le pour cuire de l'autre côté.

h) Avec la spatule, appuyez pour que le centre soit également bien cuit.

i) Servir avec un chutney de menthe ou de pêche en accompagnement.

12. Crêpes à la crème de riz

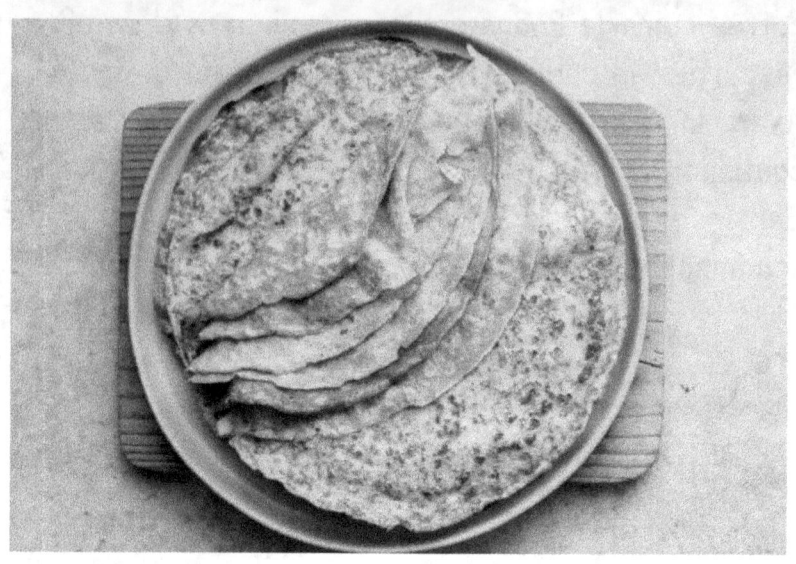

Donne : 6 portions

INGRÉDIENTS:
- 3 tasses de crème de riz
- 2 tasses de yaourt de soja nature non sucré
- 3 tasses d'eau
- 1 cuillère à café de gros sel marin
- ½ cuillère à café de poivre noir moulu
- ½ cuillère à café de poudre de piment rouge ou de poivre de Cayenne
- ½ oignon jaune ou rouge, pelé et coupé en petits dés
- 1 piment vert thaï, serrano ou cayenne, haché
- Huile, pour poêler, réserver dans un plat
- ½ oignon pelé et coupé en deux

INSTRUCTIONS:
a) Mélangez la crème de riz, le yaourt, l'eau, le sel, le poivre noir et la poudre de piment rouge dans un grand bol et laissez fermenter légèrement pendant 30 minutes.
b) Ajouter l'oignon et les piments et mélanger délicatement.
c) Préchauffer une plaque chauffante à feu moyen.
d) Dans la poêle, faites chauffer 1 cuillère à café d'huile.
e) Une fois la poêle chaude, insérez une fourchette dans la partie arrondie non coupée de l'oignon.
f) Frottez la moitié coupée de l'oignon d'avant en arrière sur votre poêle.
g) Gardez l'oignon avec la fourchette insérée à portée de main pour l'utiliser entre les dosas.

h) Versez suffisamment de pâte au centre de votre poêle chaude préparée.
i) Faites des mouvements lents dans le sens des aiguilles d'une montre avec le dos de votre louche du centre vers le bord extérieur de la poêle jusqu'à ce que la pâte devienne fine et ressemble à une crêpe.
j) Versez un mince filet d'huile dans un cercle autour de la pâte à l'aide d'une cuillère.
k) Faites cuire le dosa jusqu'à ce qu'il soit légèrement doré et commence à se détacher de la poêle.
l) Faites cuire l'autre côté également.

13. Masala tofu brouillé

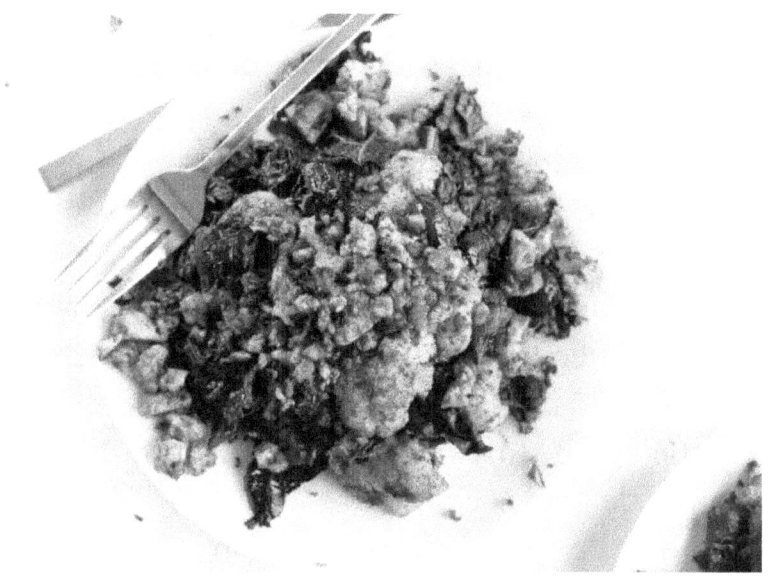

Donne : 2 portions

INGRÉDIENTS :
- Paquet de 14 onces de tofu biologique extra-ferme, émietté
- 1 cuillère à soupe d'huile
- 1 cuillère à café de graines de cumin
- ½ oignon pelé et émincé
- 1 morceau de racine de gingembre, pelée et râpée
- 1 piment vert thaï, serrano ou cayenne, haché
- ½ cuillère à café de poudre de curcuma
- ½ cuillère à café de poudre de piment rouge ou de poivre de Cayenne
- ½ cuillère à café de gros sel marin
- ½ cuillère à café de sel noir
- ¼ tasse de coriandre fraîche, hachée

INSTRUCTIONS :
a) Faites chauffer l'huile dans une poêle plate et épaisse à feu moyen.
b) Ajouter le cumin et cuire 30 secondes ou jusqu'à ce que les graines grésillent.
c) Ajouter l'oignon, la racine de gingembre, les piments et le curcuma.
d) Cuire et faire dorer pendant 2 minutes en remuant fréquemment.
e) Incorporer soigneusement le tofu.
f) Assaisonner avec de la poudre de chili rouge, du sel marin, du sel noir et de la coriandre.

g) Mélangez soigneusement.
h) Servir avec du pain grillé ou enveloppé dans un roti ou un paratha chaud.

14. Crêpes aux graines de carambole

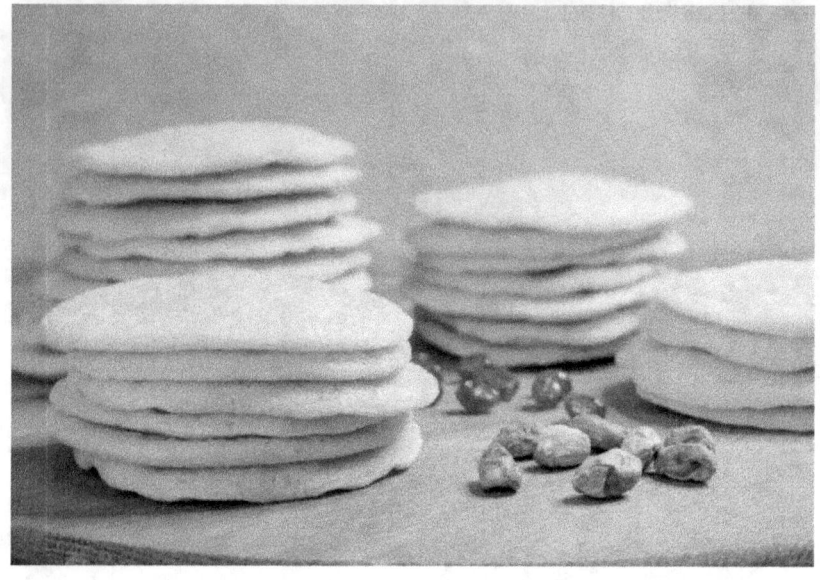

Donne : 4

INGRÉDIENTS:
- 1 tasse de farine sans gluten
- 2 cuillères à soupe d'huile végétale
- 1 tasse de yaourt au soja
- ¼ d'oignon rouge, pelé et haché finement
- Sel, au goût
- Eau à température ambiante, au besoin
- ¼ cuillère à café de levure chimique
- ¼ cuillère à café de graines de carambole
- 1 poivron rouge épépiné et haché finement
- ½ tomate épépinée et hachée finement

INSTRUCTIONS:
a) Mélangez la farine, le yaourt de soja et le sel; bien mélanger.
b) Ajoutez suffisamment d'eau pour obtenir la consistance de la pâte à crêpes.
c) Ajoutez la levure chimique. Mettre de côté.
d) Mélangez les graines de carambole, les oignons, les poivrons et les tomates dans un bol à mélanger.
e) Préchauffez une plaque chauffante avec quelques gouttes d'huile.
f) Placer ¼ tasse de pâte au centre de la plaque chauffante.
g) Pendant que la crêpe est encore humide, ajoutez votre garniture.
h) Versez quelques gouttes d'huile sur les bords.

i) Retournez la crêpe et laissez cuire encore 2 minutes.
j) Servir chaud.

15. Smoothie curatif aux abricots et au basilic

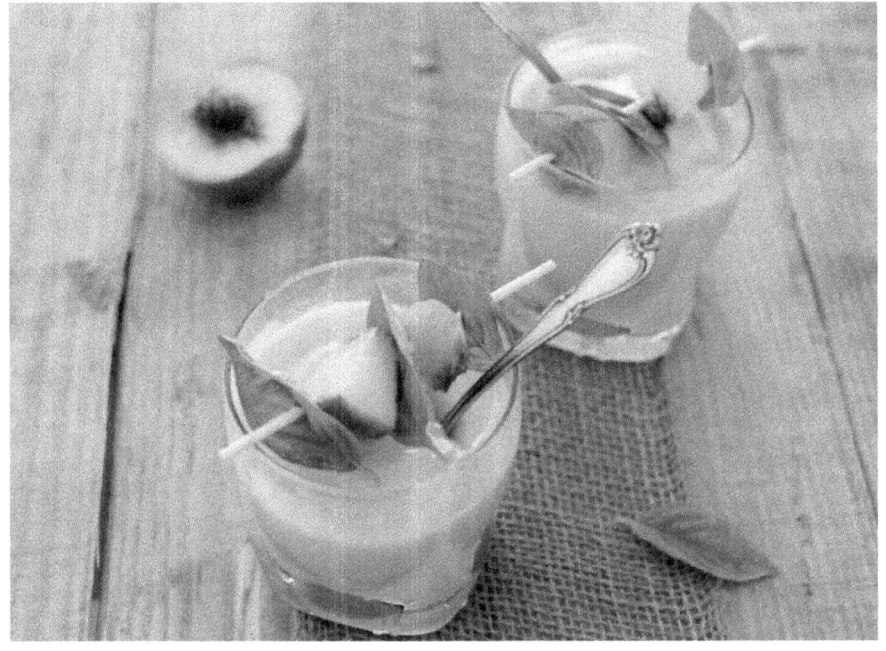

Donne : 1 smoothie

INGRÉDIENTS
- 4 abricots frais
- quelques feuilles de basilic frais
- ½ tasse de cerises
- 1 tasse d'eau

INSTRUCTIONS
a) Mélangez tous les ingrédients dans un mixeur.
b) Apprécier.

16. Crêpes Jaggery

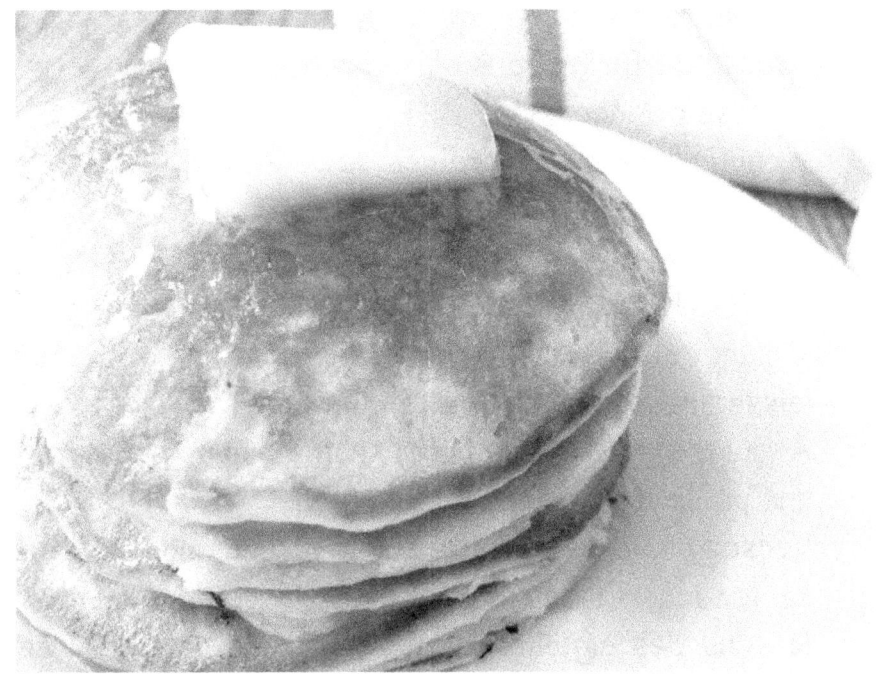

Donne : 8 crêpes

INGRÉDIENTS:
- 1 tasse de farine sans gluten
- ½ tasse de jaggery
- ½ cuillère à café de graines de fenouil
- 1 tasse d'eau

INSTRUCTIONS:
a) Mélangez tous les ingrédients dans un grand bol et laissez reposer au moins 15 minutes.
b) À feu moyen, faites chauffer une plaque chauffante ou une poêle légèrement huilée.
c) Versez ou versez la pâte sur la plaque chauffante.
d) Étalez légèrement la pâte avec le dos de la louche dans le sens des aiguilles d'une montre à partir du centre sans trop l'éclaircir.
e) Faire dorer des deux côtés et servir aussitôt.

17. Bouillie de noix

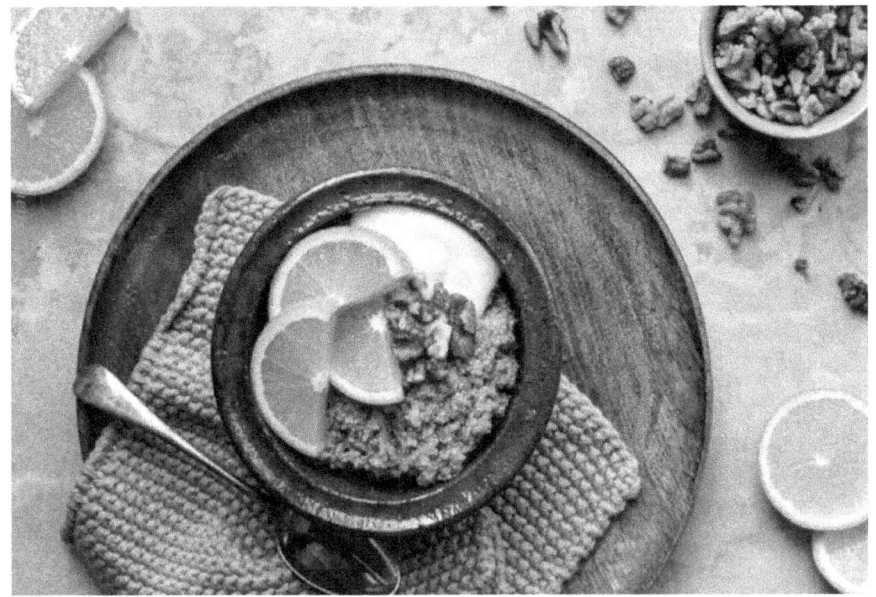

Donne : 5

INGRÉDIENTS:
- $\frac{1}{2}$ tasse de pacanes
- $\frac{1}{2}$ tasse d'amandes
- $\frac{1}{4}$ tasse de graines de tournesol
- $\frac{1}{4}$ tasse de graines de chia
- $\frac{1}{4}$ tasse de flocons de noix de coco non sucrés
- 4 tasses non sucrées lait d'amande
- $\frac{1}{2}$ cuillère à café de cannelle en poudre
- $\frac{1}{4}$ cuillère à café de gingembre en poudre
- 1 cuillère à café de stévia en poudre
- 1 cuillère à soupe de beurre d'amande

INSTRUCTIONS:
a) Mélangez les pacanes, les amandes et les graines de tournesol dans un robot culinaire .
b) Dans une poêle, ajouter le mélange de noix, les graines de chia, les flocons de noix de coco, le lait d'amande, les épices et la stévia et porter à douce ébullition ; laisser mijoter 20 minutes.
c) Servir avec une cuillerée de beurre d'amande .

18. Quinoa à la cannelle et aux pêches

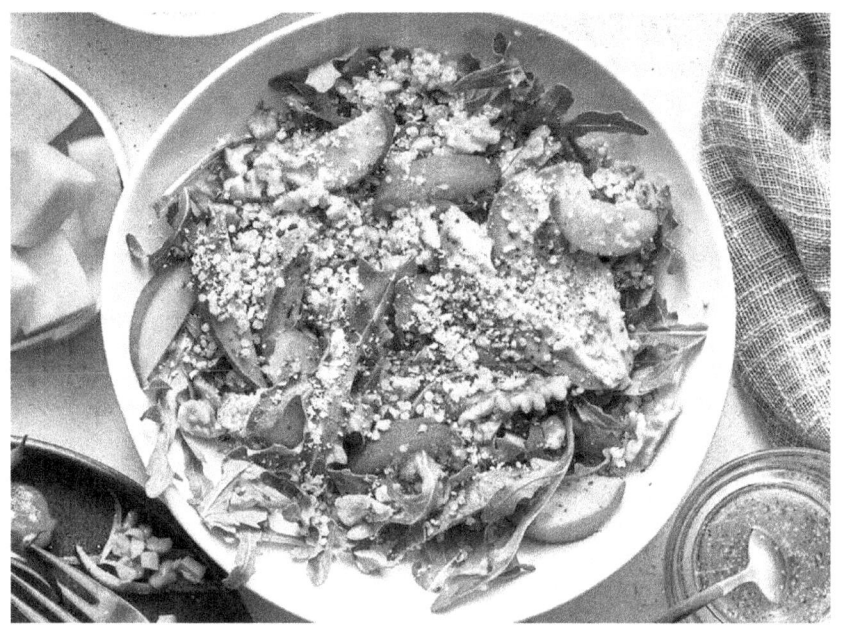

Donne : 6

INGRÉDIENTS:
- Aérosol de cuisson
- 2 ½ tasses d'eau
- ½ cuillère à café de cannelle moulue
- 1½ tasse moitié-moitié sans gras
- 1 tasse de quinoa cru, rincé et égoutté
- ¼ tasse) de sucre
- 1½ cuillères à café d'extrait de vanille
- 2 tasses de tranches de pêches surgelées et non sucrées
- ¼ tasse de pacanes hachées, rôties à sec

INSTRUCTIONS:
a) Enduire une mijoteuse d'enduit à cuisson.
b) Remplissez d'eau et faites cuire le quinoa et la cannelle pendant 2 heures à feu doux.
c) Dans un autre bol, fouetter ensemble la moitié-moitié, le sucre et l'essence de vanille.
d) Versez le quinoa dans des bols.
e) Ajouter les pêches dessus, puis le mélange moitié-moitié et les pêches.

19. Bouillie de quinoa

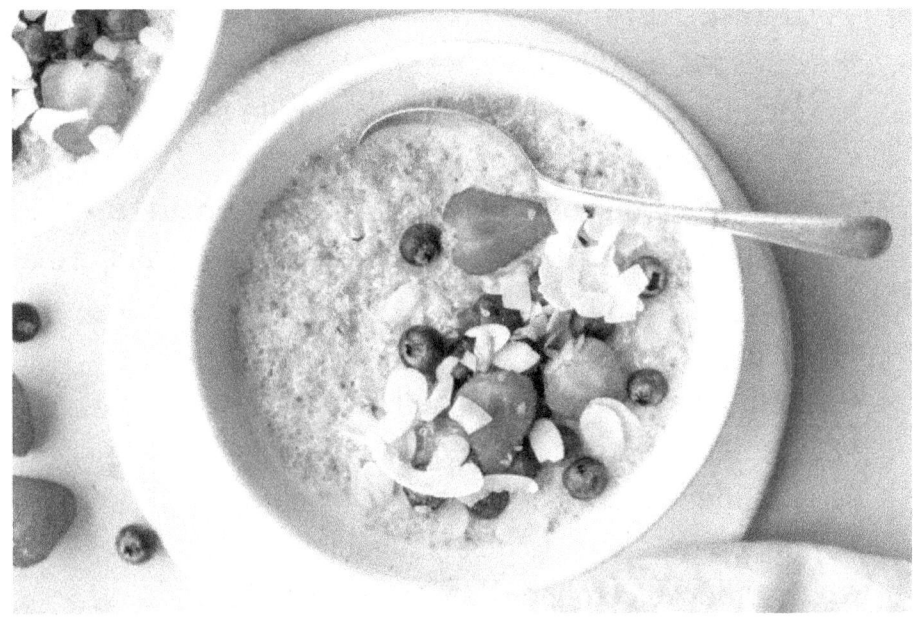

Donne : 1

INGRÉDIENTS:
- 2 tasses d'eau
- ½ cuillère à café d'extrait de vanille bio
- ½ tasse de lait de coco
- 1 tasse de quinoa rouge cru, rincé et égoutté
- ¼ cuillère à café de zeste de citron frais, finement râpé
- 10 à 12 gouttes de stevia liquide
- 1 cuillère à café de cannelle moulue
- ½ cuillère à café de gingembre moulu
- ½ cuillère à café de muscade moulue
- Pincée de clous de girofle moulus
- 2 cuillères à soupe d'amandes hachées

INSTRUCTIONS:
a) Mélanger le quinoa, l'eau et l'extrait de vanille dans une poêle et porter à ébullition.
b) Réduire à feu doux et laisser mijoter environ 15 minutes .
c) Ajoutez le lait de coco, le zeste de citron, la stévia et les épices dans la poêle avec le quinoa et remuez.
d) Retirez le quinoa du feu et mélangez-le immédiatement avec une fourchette.
e) Répartir uniformément le mélange de quinoa dans les bols de service.
f) Servir avec une garniture d'amandes hachées.

20. Thé de guérison

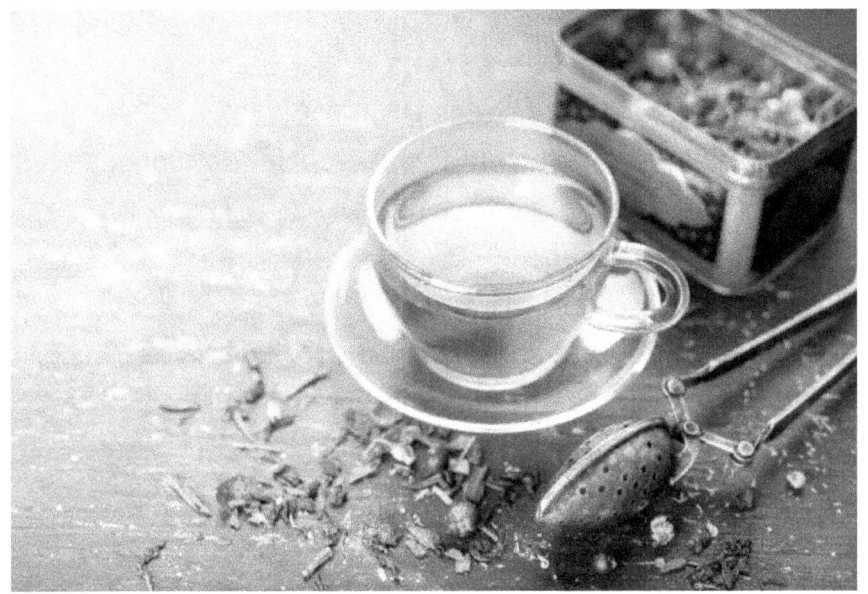

Donne : 2 portions

INGRÉDIENTS :
- 10 onces d'eau
- 3 clous de girofle entiers
- 4 gousses de cardamome verte entières, concassées
- 4 grains de poivre noir entiers
- ½ bâton de cannelle
- ¼ cuillère à café de thé noir
- ½ tasse de lait de soja
- 2 tranches de racine de gingembre frais

INSTRUCTIONS :
a) Portez l'eau à ébullition, puis ajoutez les épices.
b) Couvrir et cuire 20 minutes avant d'ajouter le thé noir.
c) Au bout de quelques minutes, ajoutez le lait de soja et portez à nouveau à ébullition.
d) Égouttez-le et sucrez-le avec du miel.

21. Eau d'artichaut

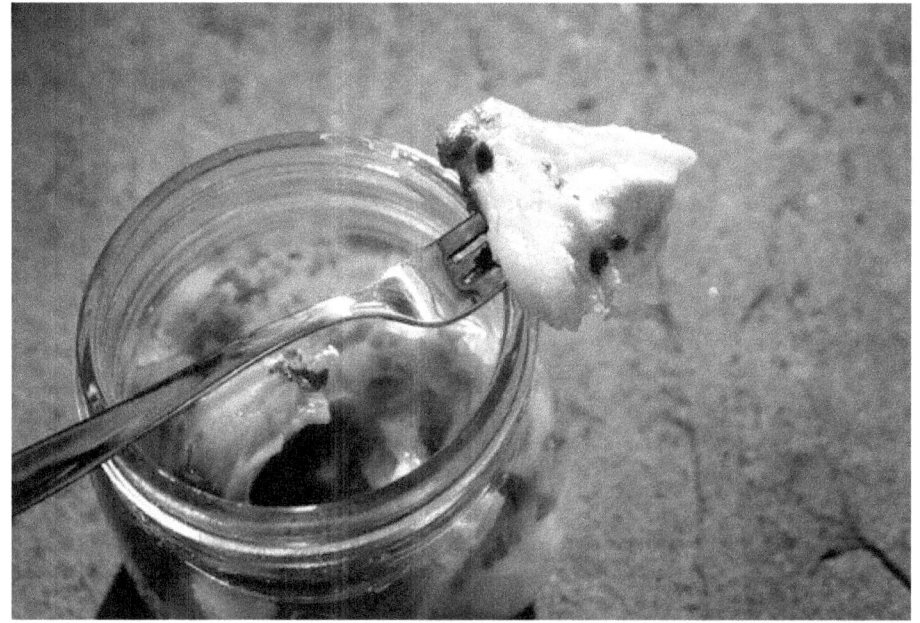

Donne : 2 portions

INGRÉDIENTS :
- 2 artichauts, tiges coupées et parées

INSTRUCTIONS :
a) Porter une grande casserole d'eau à ébullition.
b) Ajouter les artichauts et porter à ébullition pendant 30 minutes.
c) Retirez les artichauts et réservez-les pour plus tard.
d) Laissez l'eau refroidir avant d'en boire une tasse.

22. Lait d'amande dorée et curcuma

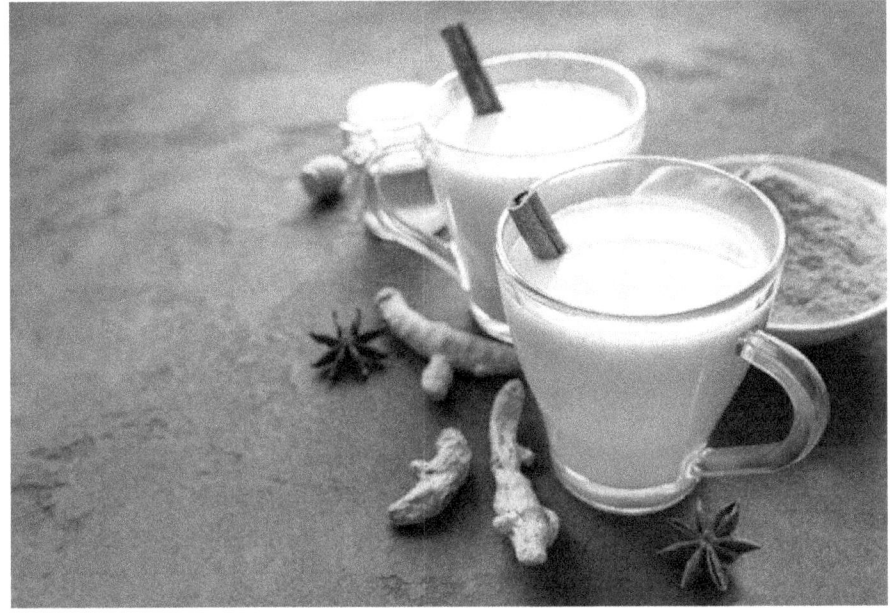

Donne : 2 portions

INGRÉDIENTS:
- $\frac{1}{8}$ cuillère à café de curcuma
- $\frac{1}{4}$ tasse d'eau
- 8 onces de lait d'amande
- 2 cuillères à soupe d'huile d'amande crue
- Miel, à gouter

INSTRUCTIONS:
a) Laisser mijoter le curcuma dans l'eau pendant 8 minutes.
b) Portez à ébullition le lait d'amande et l'huile d'amande.
c) Retirer du feu dès que ça commence à bouillir.
d) Mélangez les deux mélanges.
e) Sucrer avec du miel.

Apéritifs et snacks

23. Bouchées de gombo et de concombre

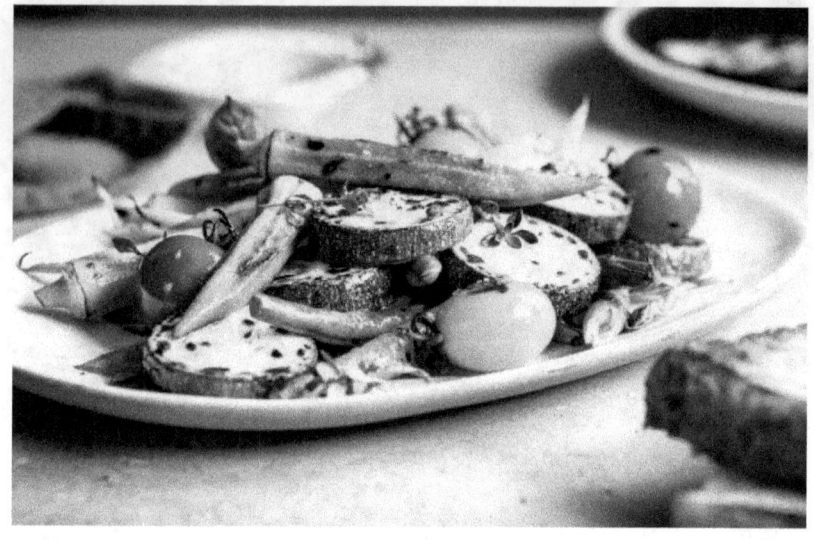

Donne : 4

INGRÉDIENTS:
- 1½ livre de gombo, rincé, équeuté et tranché dans le sens de la longueur
- 1 concombre, tranché
- 1 cuillère à café de poudre de piment rouge
- ½ cuillère à café de mélange d'épices tiède
- 1 cuillère à café de poudre de mangue sèche
- 3 ½ cuillères à soupe de farine de pois chiches
- 2 tasses d'huile végétale
- 1 cuillère à café de mélange d'épices Chaat
- Sel de table, au goût

INSTRUCTIONS:
a) Mélangez la poudre de piment rouge, le mélange d'épices et la poudre de mangue sèche dans un bol.
b) Saupoudrer les gombos de ce mélange.
c) Étalez la farine de pois chiches sur le gombo.
d) Bien mélanger pour enrober chaque morceau légèrement et uniformément.
e) Chauffer l'huile végétale dans une poêle profonde à 370° jusqu'à ce qu'elle fume.
f) Ajoutez le gombo par lots et faites frire pendant 4 minutes ou jusqu'à ce qu'il soit bien doré.
g) Retirer avec une écumoire et égoutter sur une serviette en papier
h) Saupoudrer le gombo et le concombre du mélange d'épices.

i) Mélangez le tout et assaisonnez de sel.

24. Patates douces au tamarin

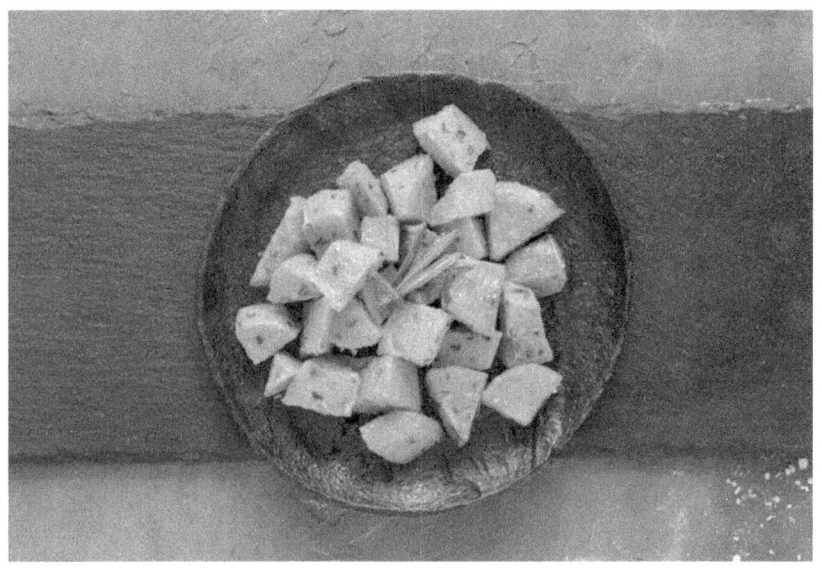

Donne : 4

INGRÉDIENTS:
- 1 cuillère à soupe de jus de citron frais
- 4 patates douces, pelées et coupées en cubes
- $\frac{1}{4}$ cuillère à café de sel noir
- $1\frac{1}{2}$ cuillères à soupe de chutney de tamarin
- $\frac{1}{2}$ cuillère à café de graines de cumin, grillées et grossièrement pilées

INSTRUCTIONS:
a) Cuire les patates douces pendant 7 minutes dans de l'eau salée, jusqu'à ce qu'elles soient tendres à la fourchette.
b) Égoutter et laisser refroidir.
c) Mélanger tous les ingrédients dans un bol à mélanger et mélanger délicatement.
d) Servir dans des bols avec des cure-dents insérés dans les patates douces en cubes.

25. Barres aux amandes

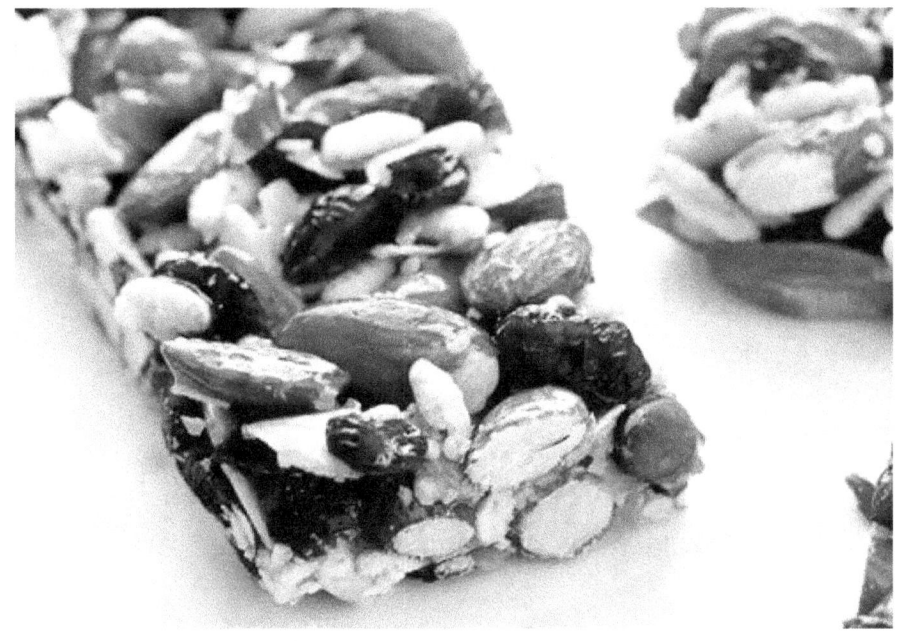

Donne : 4 barres

INGRÉDIENTS:
- 1½ tasse d'amandes
- 3 rendez-vous
- 5 abricots trempés
- 1 cuillère à café de cannelle
- ½ tasse de noix de coco râpée
- 1 pincée de cardamome
- 1 pincée de gingembre

INSTRUCTIONS:
a) Au robot culinaire, broyer les amandes en farine fine.
b) Ajoutez la noix de coco et les épices et mélangez à nouveau.
c) Incorporer les dattes et les abricots jusqu'à ce que le tout soit bien mélangé.
d) Couper en barres rectangulaires.

26. Poires farcies aux figues

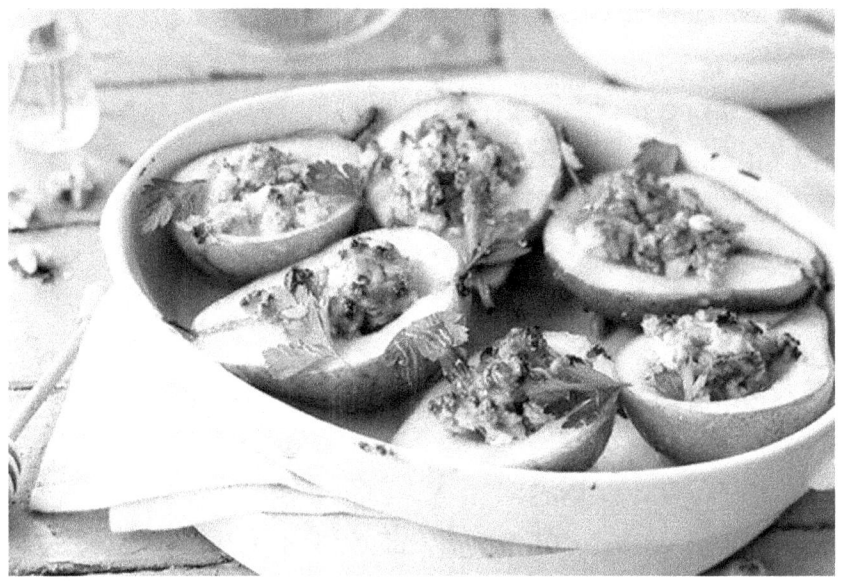

Donne : 2 portions

INGRÉDIENTS :
- 5 figues trempées
- ½ cuillère à café de cannelle
- 1 pincée de muscade
- ½ tasse d'eau de trempage des figues
- 1 morceau de gingembre frais, râpé
- 1 poire
- ¼ tasse de noix
- 2 cuillères à café de jus de citron

INSTRUCTIONS :
a) Dans un robot culinaire, mixez les noix.
b) Ajoutez les figues et mixez à nouveau.
c) Incorporer le reste des ingrédients jusqu'à ce que le tout soit bien mélangé.
d) Tranchez la poire et étalez le mélange dessus.

27. Boules d'épices

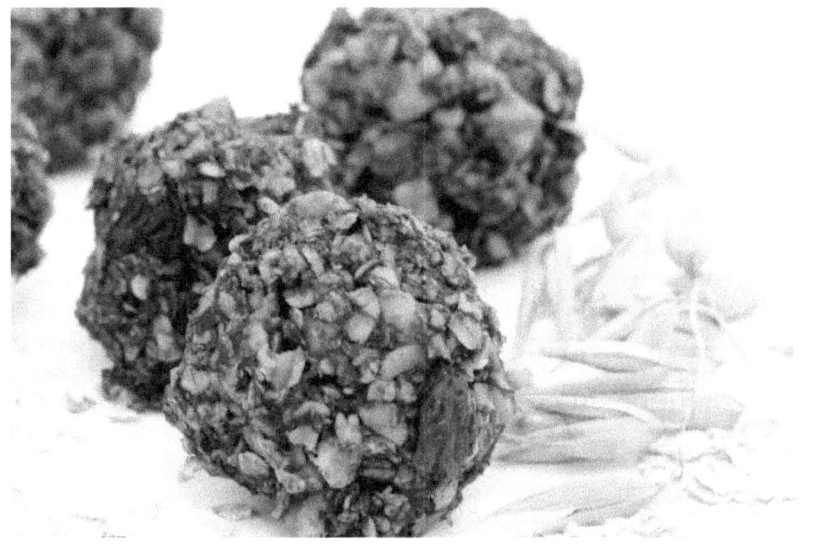

Donne : 10-15 boules

INGRÉDIENTS :
- 2 cuillères à café de clous de girofle moulus
- 1½ tasse de graines de tournesol
- ¼ tasse d'huile de coco, fondue
- 2 cuillères à soupe de cannelle
- 1 petite tasse d'amandes
- 1¾ tasse de raisins secs, trempés
- ½ tasse de graines de citrouille
- 2 cuillères à café de gingembre moulu
- une pincée de sel

INSTRUCTIONS :
a) Dans un robot culinaire, mélanger les amandes, les graines de tournesol et les graines de citrouille.
b) Recommencez après avoir ajouté les épices et le sel.
c) Incorporer la noix de coco fondue et les raisins secs jusqu'à ce que le tout soit bien mélangé.
d) Presser en boules et réfrigérer.

28. Collation de céleri

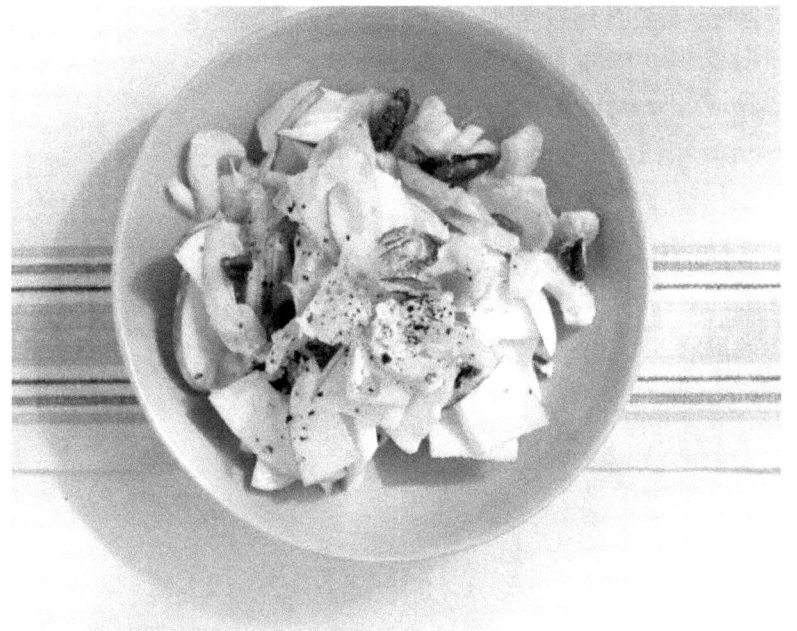

Donne : 1 portion

INGRÉDIENTS:
- $\frac{1}{4}$ tasse de noix, trempées et hachées
- 1 pomme, coupée en bouchées
- 1 branche de céleri, coupée en bouchées

INSTRUCTIONS:
a) Mélangez tous les ingrédients.

29. Boules de spiruline

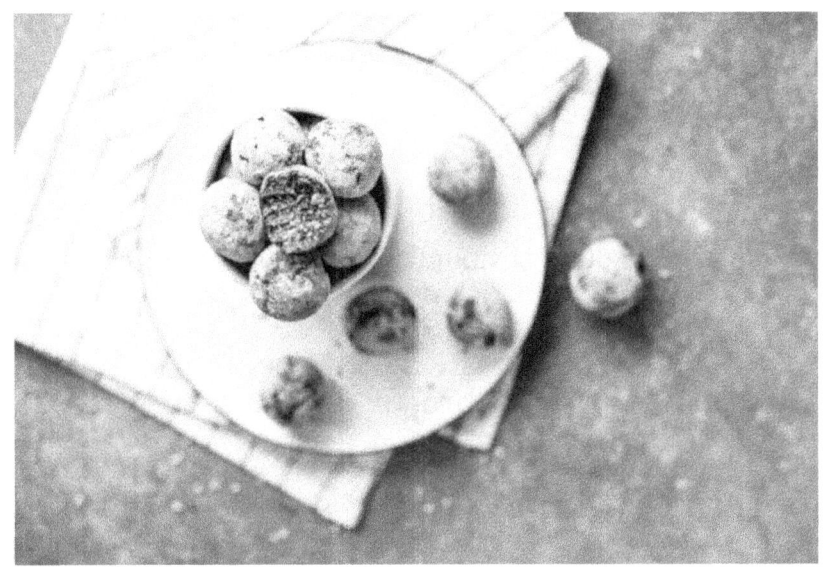

Donne : 10-15 boules

INGRÉDIENTS :
- le zeste de citron râpé de 2 citrons
- 3 tasses de noisettes
- 1 cuillère à soupe de poudre de spiruline
- 1½ tasse de raisins secs, trempés
- 2 cuillères à soupe d'huile de coco

INSTRUCTIONS :
a) Au robot culinaire, broyer les noisettes jusqu'à ce qu'elles soient finement moulues.
b) Ajoutez les raisins secs et mélangez-les à nouveau.
c) Ajoutez l'huile de coco, le zeste de citron et la poudre de spiruline.
d) Rouler en boules de la taille d'une bouchée.

30. P , P et P collation

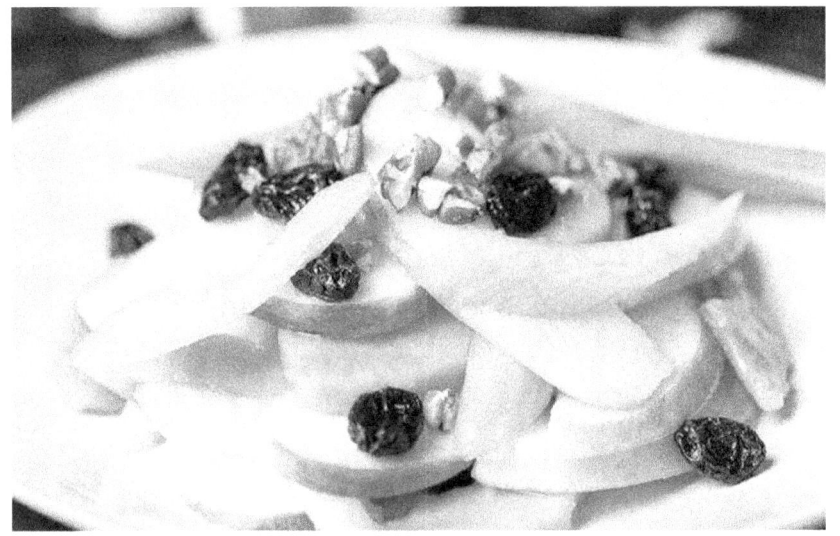

Donne : 1 portion

INGRÉDIENTS :
- ¼ papaye, hachée
- ¼ tasse de pacanes, hachées
- 1 poire, hachée

INSTRUCTIONS :
a) Mélanger tous les ingrédients dans un bol.

31. Craquelins à l'oignon

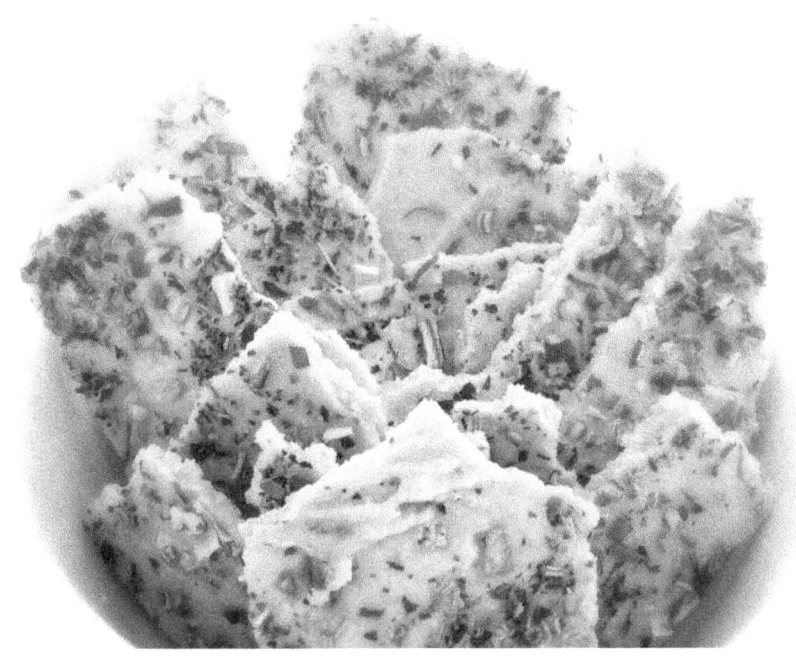

Donne : 3 portions

INGRÉDIENTS :
- 1½ tasse de graines de citrouille
- 1 oignon rouge, coupé en petits dés
- ½ tasse de graines de lin, trempées dans 1 tasse d'eau pendant 4 heures

INSTRUCTIONS :
a) Dans un robot culinaire, mélanger les graines de citrouille jusqu'à ce qu'elles soient finement hachées.
b) Incorporer le lin et l'oignon rouge.
c) Étaler en couche fine et uniforme sur du papier sulfurisé.
d) Déshydrater pendant 10 heures, retourner après 5 heures.
e) Couper en morceaux de la taille d'un craquelin.

32. Chou-fleur jaune, salade de poivrons

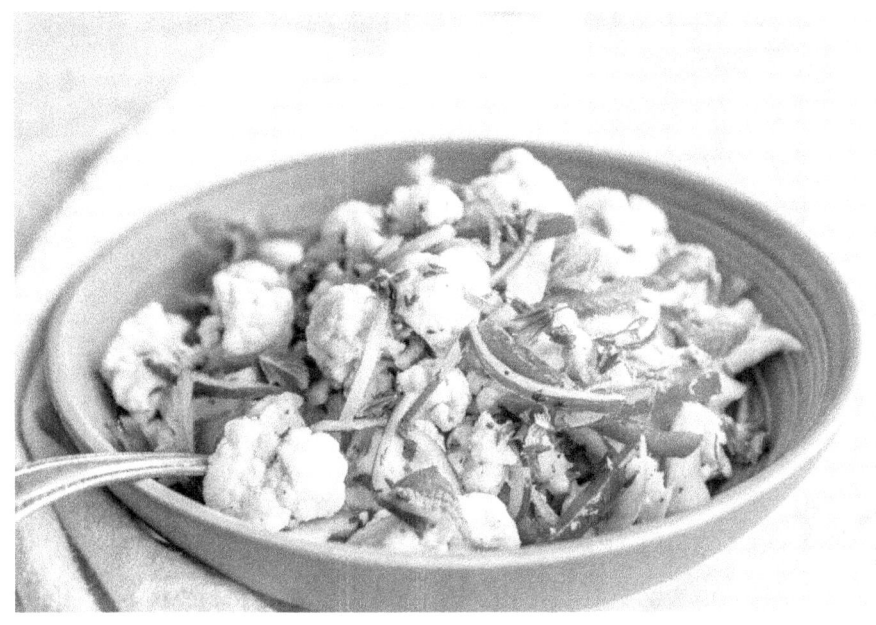

Donne : 2 portions

INGRÉDIENTS:
- une pincée de sel
- 2 cuillères à soupe de curry
- 1 poivron jaune
- 1 tête de chou-fleur, coupée en bouquets
- 1 cuillère à soupe d'huile d'olive
- 2 cuillères à café de jus de citron vert
- $1\frac{1}{4}$ once de pousses de pois
- $\frac{3}{4}$ tasse de graines de tournesol
- 1 avocat

INSTRUCTIONS:
a) Dans un robot culinaire, mélanger les fleurons de chou-fleur jusqu'à ce qu'ils soient finement hachés.
b) Ajouter le jus de citron vert, le sel, l'huile d'olive et le curry et mélanger jusqu'à ce que le tout soit bien mélangé.
c) Placer dans un bol.
d) Coupez les poivrons en morceaux et mélangez-les avec le chou-fleur, les pousses de pois et les grains de tournesol.
e) Servir avec des tranches d'avocat.

33. Maïs soufflé épicé sur la cuisinière

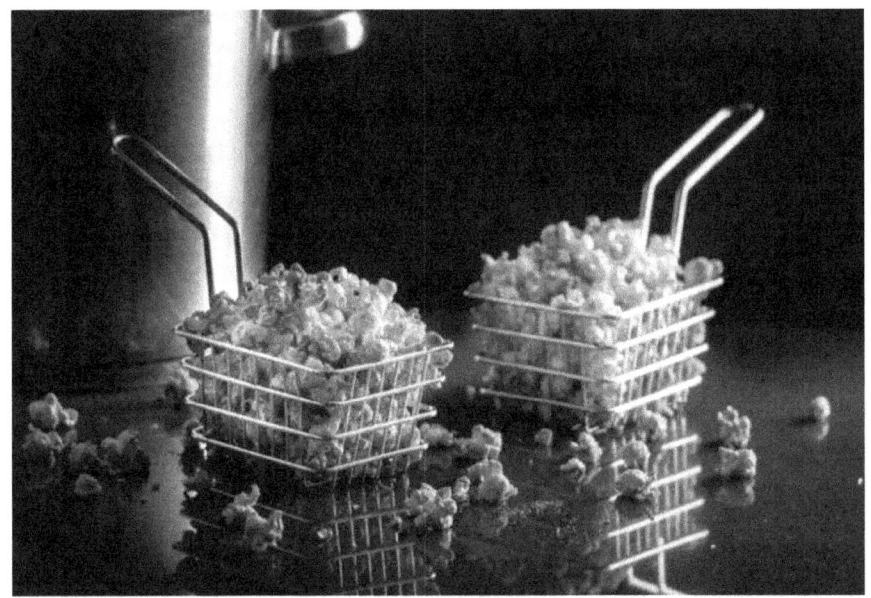

Donne : 10 portions

INGRÉDIENTS :

- 1 cuillère à soupe d'huile
- 1 cuillère à café de garam masala
- ½ tasse de grains de pop-corn non cuits
- 1 cuillère à café de gros sel marin

INSTRUCTIONS :

a) Faites chauffer l'huile dans une poêle profonde et épaisse à feu moyen.
b) Incorporer les grains de pop-corn.
c) Laisser mijoter 7 minutes avec la poêle couverte.
d) Éteignez le feu et laissez le pop-corn reposer pendant 3 minutes avec le couvercle.
e) Ajoutez du sel et du masala au goût.

34. Masala Papad

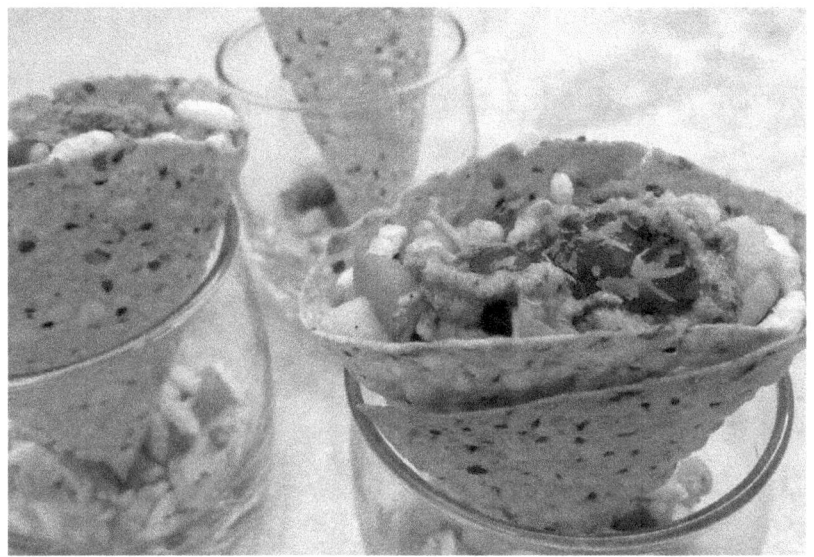

Donne : 6 à 10 gaufrettes

INGRÉDIENTS :
- 1 oignon rouge, pelé et émincé
- 2 tomates, coupées en dés
- 1 cuillère à café de Chaat Masala
- 1 paquet de papad du commerce
- 1 piment vert thaïlandais, tiges enlevées, finement tranché
- Poudre de piment rouge ou poivre de Cayenne, au goût
- 2 cuillères à soupe d'huile

INSTRUCTIONS :
a) À l'aide de pinces, faites chauffer une papade à la fois sur la cuisinière.
b) Disposez les papads sur un plateau.
c) Badigeonner légèrement chaque papad d'huile.
d) Mélangez l'oignon, les tomates et les piments dans un bol.
e) Placez 2 cuillères à soupe du mélange d'oignons sur chaque papade.
f) Saupoudrer chaque papad de chaat masala et de poudre de piment rouge.

35. Noix de Masala grillées

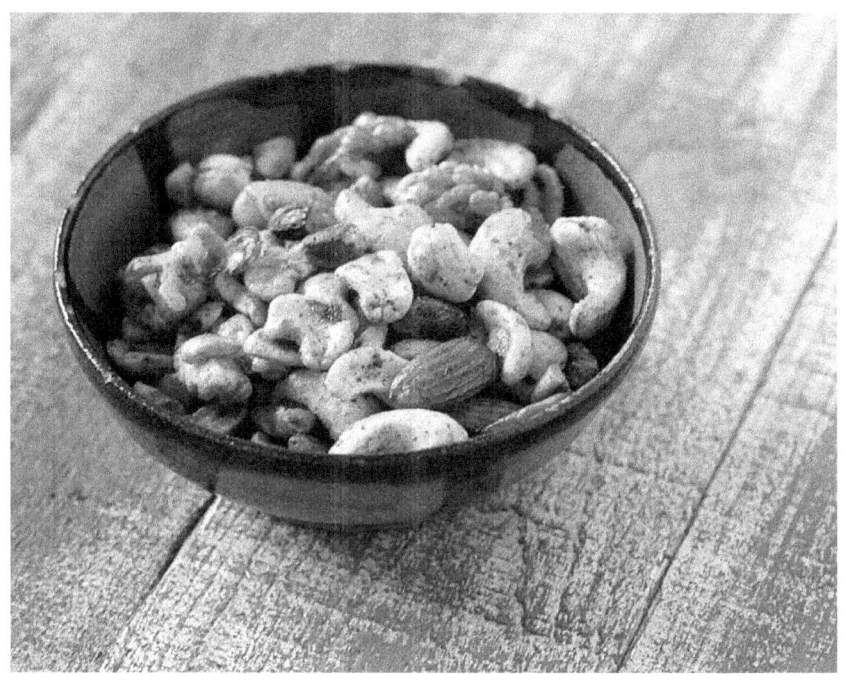

Donne : 4 portions

INGRÉDIENTS :
- 2 tasses d'amandes crues
- 1 cuillère à soupe de garam masala
- 2 tasses de noix de cajou crues
- 1 cuillère à café de gros sel marin
- $\frac{1}{4}$ tasse de raisins secs dorés
- 1 cuillère à soupe d'huile

INSTRUCTIONS :
a) Préchauffer le four à 425°F avec une grille de four en position haute.
b) Dans un grand bol à mélanger, mélanger tous les ingrédients sauf les raisins secs et mélanger jusqu'à ce que les noix soient uniformément enrobées.
c) Placez le mélange de noix sur la plaque à pâtisserie préparée en une seule couche.
d) Enfourner 10 minutes en mélangeant délicatement à mi-cuisson.
e) Laissez le mélange refroidir pendant au moins 20 minutes après avoir ajouté les raisins secs.

36. Amandes et noix de cajou rôties aux épices Chai

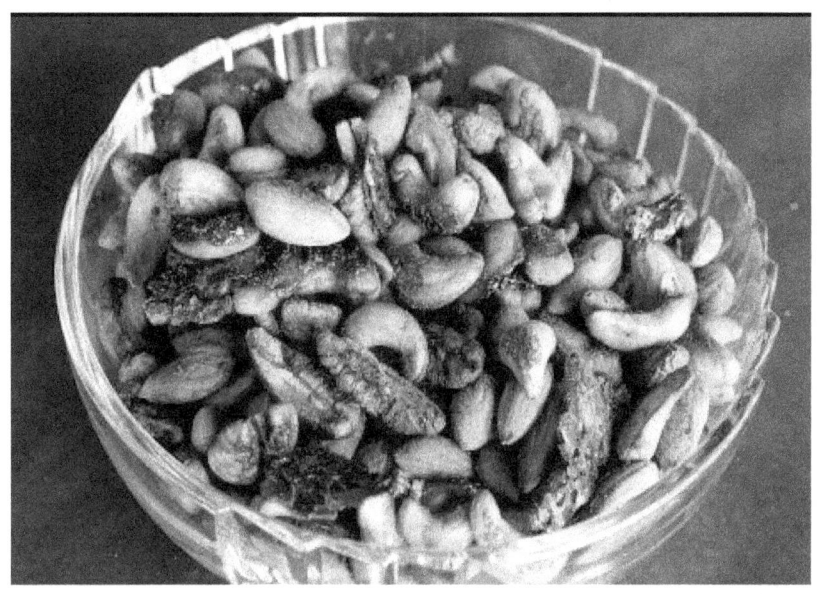

Donne : 4 portions

INGRÉDIENTS:
- 2 tasses d'amandes crues
- ½ cuillère à café de gros sel marin
- 1 cuillère à soupe de Chai Masala
- 2 tasses de noix de cajou crues
- 1 cuillère à soupe de jaggery ou de cassonade
- 1 cuillère à soupe d'huile

INSTRUCTIONS:
a) Préchauffer le four à 425°F avec une grille de four en position haute.
b) Mélangez tous les ingrédients dans un bol à mélanger.
c) Placez le mélange de noix sur la plaque à pâtisserie préparée en une seule couche.
d) Cuire au four 10 minutes en remuant à mi-cuisson.
e) Laisser refroidir 20 minutes.

37. Poppers épicés aux pois chiches

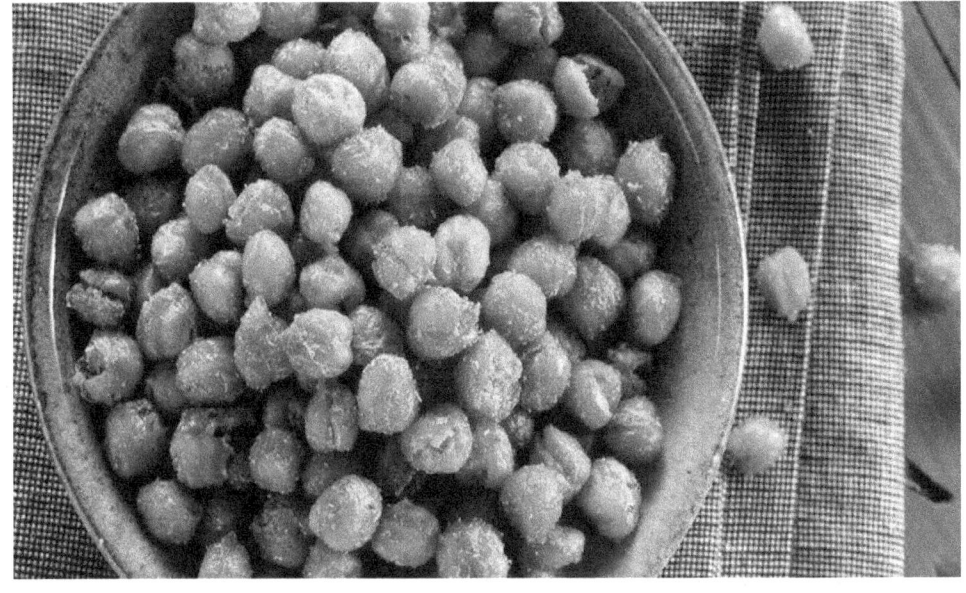

Donne : 4 portions

INGRÉDIENTS :

- 2 cuillères à soupe d'huile
- 1 cuillère à soupe de garam masala
- 2 cuillères à café de gros sel marin
- 4 tasses de pois chiches cuits, rincés et égouttés
- 1 cuillère à café de poudre de piment rouge

INSTRUCTIONS :

a) Préchauffer le four à 425°F avec une grille de four en position haute.
b) Dans un bol à mélanger, mélanger délicatement tous les ingrédients.
c) Placer les pois chiches assaisonnés sur une plaque à pâtisserie en une seule couche.
d) Cuire au four pendant 15 minutes.
e) Mélangez délicatement pour que les pois chiches cuisent uniformément et laissez cuire encore 10 minutes.
f) Laisser refroidir 15 minutes.
g) Assaisonner avec de la poudre de chili rouge, du poivre de Cayenne ou du paprika.

38. Carrés végétariens au four

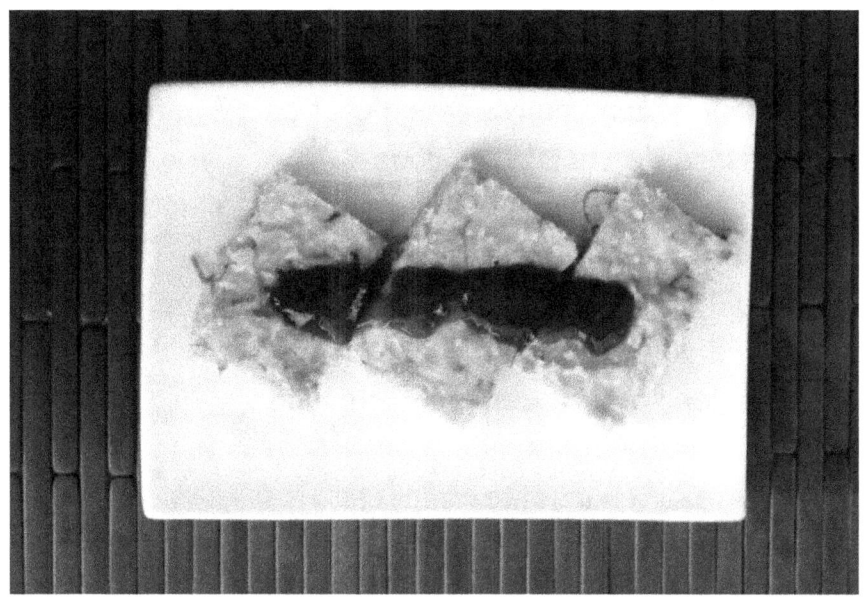

Donne : 25 carrés

INGRÉDIENTS:
- 1 tasse de chou-fleur râpé
- ½ oignon jaune ou rouge, pelé et coupé en dés
- 2 tasses de chou blanc râpé
- 1 morceau de racine de gingembre, pelée et râpée ou hachée
- 1 cuillère à café de poudre de piment rouge ou de poivre de Cayenne
- ¼ cuillère à café de levure chimique
- ¼ tasse d'huile
- 1 tasse de courgettes râpées
- 4 piments verts thaï, serrano ou cayenne, hachés
- ¼ tasse de coriandre fraîche hachée
- ½ pomme de terre, pelée et râpée
- 3 tasses de gramme de farine
- ½ paquet de 12 onces de tofu soyeux
- 1 cuillère à soupe de gros sel marin
- 1 cuillère à café de poudre de curcuma

INSTRUCTIONS:
a) Préchauffer le four à 350 degrés Fahrenheit.
b) Préchauffer un moule carré.

c) Mélangez le chou, le chou-fleur, la courgette, la pomme de terre, l'oignon, la racine de gingembre, les piments et la coriandre dans un bol à mélanger.

d) Incorporer lentement la farine de pois chiches jusqu'à ce que le tout soit bien mélangé.
e) Mélanger le tofu dans un robot culinaire jusqu'à consistance lisse.
f) Au mélange de légumes, ajoutez le tofu mélangé, le sel, le curcuma, la poudre de piment rouge, la levure chimique et l'huile. Mélanger.
g) Versez le mélange dans le plat allant au four préalablement préparé.
h) Cuire au four pendant 50 minutes.
i) Laisser refroidir 10 minutes avant de découper en carrés.
j) Servir avec votre chutney préféré.

39. Galettes de patates douces épicées

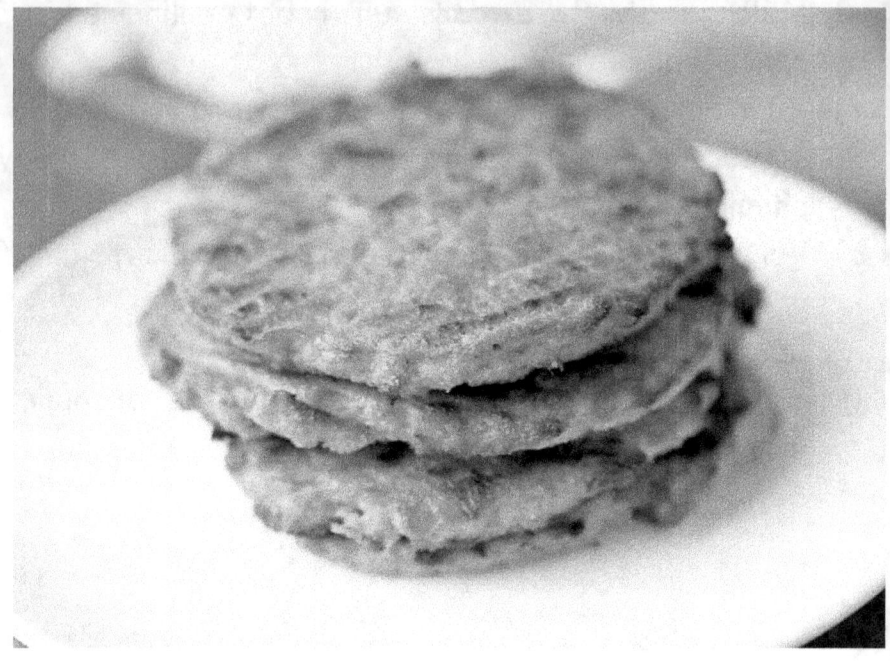

Donne : 10 galettes

INGRÉDIENTS:
- ½ tasse de farine de gramme
- 1 patate douce, pelée et coupée en dés
- ½ oignon jaune ou rouge, pelé et coupé en petits dés
- 1 cuillère à soupe de jus de citron
- Persil frais ou coriandre haché, pour la garniture
- 1 cuillère à café de poudre de curcuma
- 1 cuillère à café de coriandre moulue
- 1 cuillère à café de garam masala
- 3 cuillères à soupe d'huile, divisées
- 1 morceau de racine de gingembre, pelée et râpée ou hachée
- 1 cuillère à café de graines de cumin
- 1 cuillère à café de poudre de piment rouge ou de poivre de Cayenne
- 1 tasse de petits pois, frais ou surgelés
- 1 piment vert thaï, serrano ou cayenne, haché
- 1 cuillère à café de gros sel marin

INSTRUCTIONS:
a) Cuire la pomme de terre à la vapeur pendant 7 minutes ou jusqu'à ce qu'elle soit tendre.
b) Décomposez-le délicatement avec un presse-purée.
c) Faites chauffer 2 cuillères à soupe d'huile dans une poêle peu profonde à feu moyen.
d) Ajouter le cumin et cuire 30 secondes ou jusqu'à ce qu'il grésille.

e) Ajoutez l'oignon, la racine de gingembre, le curcuma, la coriandre, le garam masala et la poudre de piment rouge.
f) Cuire encore 3 minutes ou jusqu'à ce qu'il soit tendre.
g) Laissez le mélange refroidir.
h) Une fois le mélange refroidi, ajoutez-le aux pommes de terre, avec les petits pois, les piments verts, le sel, la farine de pois chiches et le jus de citron.
i) Mélangez soigneusement avec vos mains.
j) Façonnez des galettes avec le mélange et disposez-les sur une plaque à pâtisserie.
k) Faites chauffer la cuillère à soupe d'huile restante dans une poêle à fond épais à feu moyen.
l) Cuire les galettes par lots pendant 3 minutes de chaque côté.
m) Servir garni de persil frais ou de coriandre.

PLAT PRINCIPAL : LÉGUMES

40. Tofu épicé et tomates

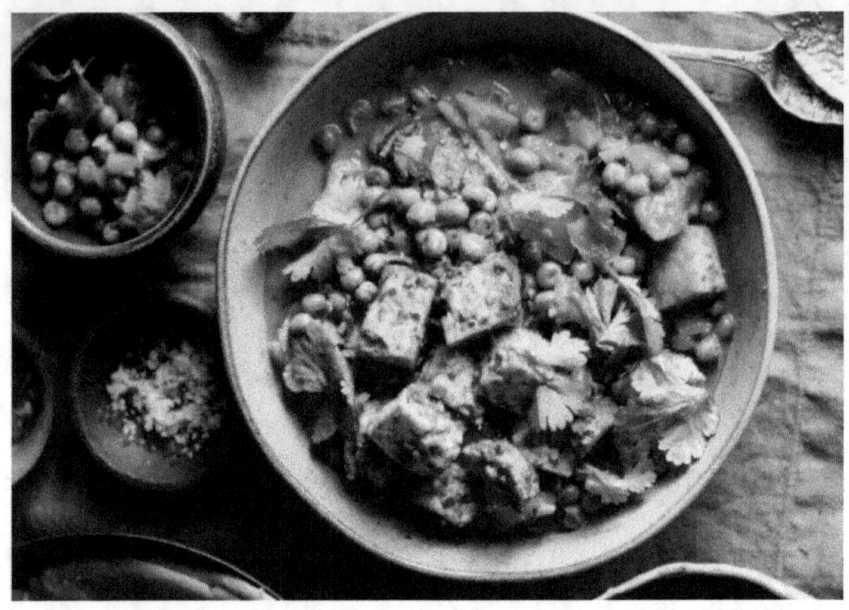

Donne : 4 portions

INGRÉDIENTS:
- 2 cuillères à soupe d'huile
- 1 cuillère à soupe de graines de cumin
- 1 cuillère à café de poudre de curcuma
- 1 oignon rouge ou jaune, pelé et émincé
- 1 morceau de racine de gingembre, pelée et râpée ou hachée
- 6 gousses d'ail pelées et râpées ou hachées
- 2 tomates pelées et hachées
- 4 piments verts thaï, serrano ou cayenne, hachés
- 1 cuillère à soupe de concentré de tomate
- Deux paquets de 14 onces de tofu biologique extra-ferme, cuit au four et coupé en cubes
- 1 cuillère à soupe de garam masala
- 1 cuillère à soupe de feuilles de fenugrec séchées, légèrement écrasées à la main pour libérer leur saveur
- 1 tasse d'eau
- 2 cuillères à café de gros sel marin
- 1 cuillère à café de poudre de piment rouge ou de poivre de Cayenne
- 2 poivrons verts épépinés et coupés en dés

INSTRUCTIONS:
a) Faites chauffer l'huile dans une poêle épaisse à feu moyen.
b) Ajoutez le cumin et le curcuma.

c) Cuire 30 secondes ou jusqu'à ce que les graines grésillent.
d) Ajouter l'oignon, la racine de gingembre et l'ail.
e) Cuire, en remuant de temps en temps, pendant 2 à 3 minutes ou jusqu'à ce qu'ils soient légèrement dorés.
f) Ajouter les tomates, les piments, la pâte de tomates, le garam masala, le fenugrec, l'eau, le sel et la poudre de piment rouge.
g) Laisser mijoter à découvert pendant 8 minutes.
h) Cuire encore 2 minutes après avoir ajouté les poivrons.
i) Incorporez délicatement le tofu.
j) Cuire encore 2 minutes ou jusqu'à ce que le tout soit bien chaud.

41. Hachis de pommes de terre au cumin

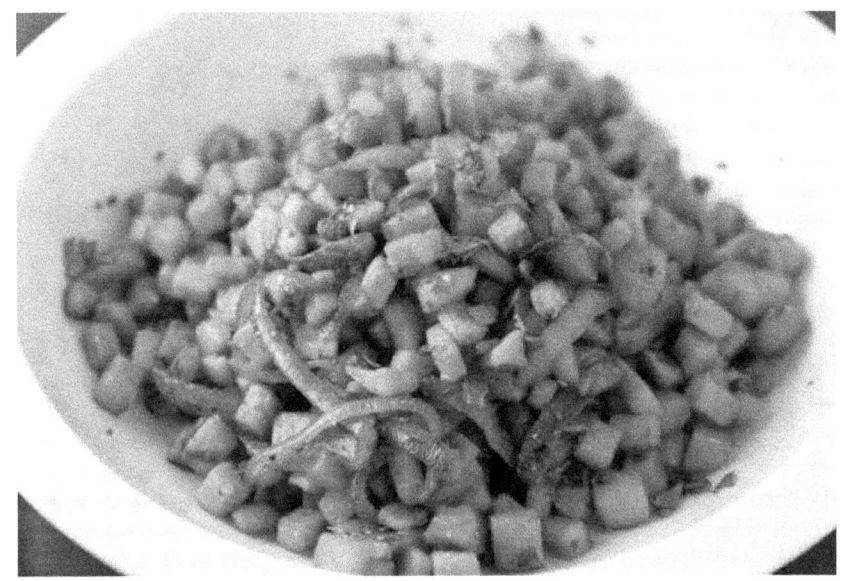

Donne : 4 portions

INGRÉDIENTS :

- 1 cuillère à soupe de graines de cumin
- 1 cuillère à soupe d'huile
- ½ cuillère à café de poudre de mangue
- 1 piment vert thaï, serrano ou cayenne, tiges enlevées, tranché finement
- ¼ tasse de coriandre fraîche hachée, hachée
- 1 oignon pelé et coupé en dés
- ½ cuillère à café d'asafoetida
- ½ cuillère à café de poudre de curcuma
- 1 morceau de racine de gingembre, pelée et râpée ou hachée
- Jus de ½ citron
- 3 pommes de terre bouillies, pelées et coupées en dés
- 1 cuillère à café de gros sel marin

INSTRUCTIONS :

a) Faites chauffer l'huile dans une poêle profonde et épaisse à feu moyen.
b) Ajoutez le cumin, l'asafoetida, le curcuma et la poudre de mangue.
c) Cuire 30 secondes ou jusqu'à ce que les graines grésillent.
d) Ajoutez l'oignon et la racine de gingembre et laissez cuire encore une minute en remuant constamment pour éviter qu'ils ne collent.
e) Ajoutez les pommes de terre et le sel.

f) Cuire jusqu'à ce que les pommes de terre soient bien réchauffées.
g) Garnir de piments, de coriandre et de jus de citron.
h) Servir avec un roti ou un naan ou roulé dans un besan Poora ou un Dosa.

42. Hachis de pommes de terre aux graines de moutarde

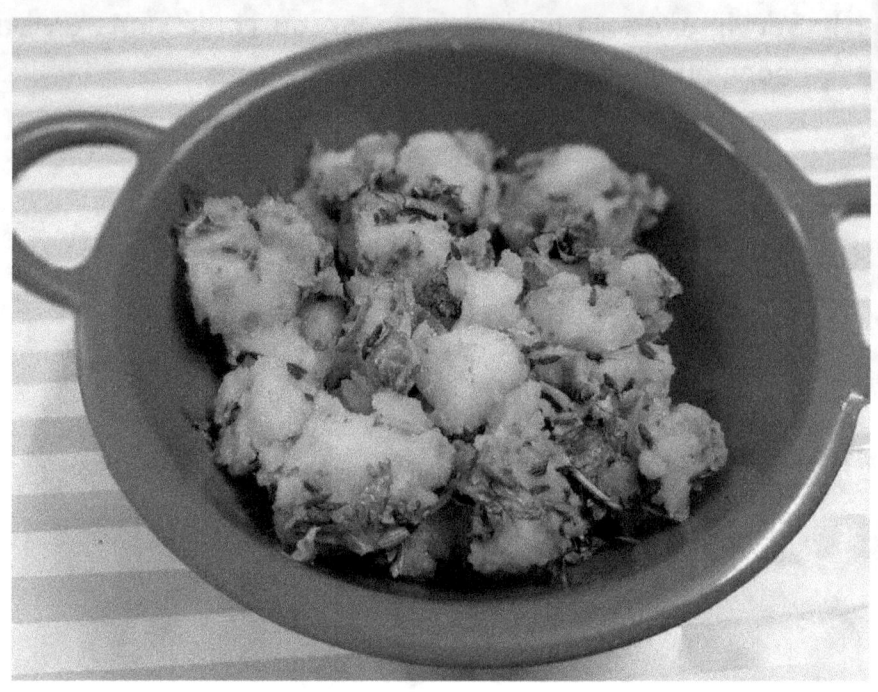

Donne : 4 portions

INGRÉDIENTS :

- 1 cuillère à soupe d'huile
- 1 oignon jaune ou rouge, pelé et coupé en dés
- 3 pommes de terre bouillies, pelées et coupées en dés
- 1 cuillère à café de poudre de curcuma
- 1 piment vert thaï, serrano ou cayenne, tiges enlevées, tranché finement
- 1 cuillère à café de graines de moutarde noire
- 1 cuillère à soupe de gramme divisé, trempé dans l'eau bouillante
- 10 feuilles de curry, hachées grossièrement
- 1 cuillère à café de gros sel blanc

INSTRUCTIONS :

a) Faites chauffer l'huile dans une poêle profonde et épaisse à feu moyen.
b) Ajoutez le curcuma, la moutarde, les feuilles de curry et le gramme cassé égoutté.
c) Cuire 30 secondes en remuant constamment pour éviter de coller.
d) Incorporer l'oignon.
e) Cuire pendant 2 minutes ou jusqu'à ce qu'ils soient légèrement dorés.
f) Ajouter les pommes de terre, le sel et les piments.
g) Cuire encore 2 minutes.
h) Servir avec un roti ou un naan ou roulé dans un besan Poora ou un Dosa.

43. Pois de guérison et Chou blanc

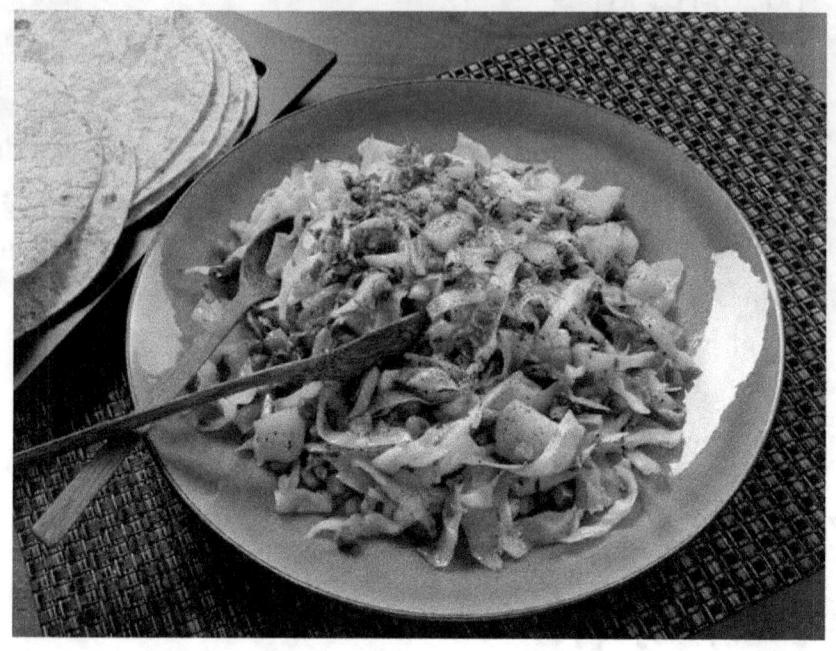

Donne : 7 tasses

INGRÉDIENTS:

- 1 cuillère à soupe de graines de cumin
- 1 cuillère à café de poudre de curcuma
- 1 tasse de petits pois, frais ou surgelés
- 1 pomme de terre, pelée et coupée en dés
- 1 cuillère à café de coriandre moulue
- 1 cuillère à café de cumin moulu
- $\frac{1}{2}$ oignon jaune ou rouge, pelé et coupé en dés
- 3 cuillères à soupe d'huile
- 1 morceau de racine de gingembre, pelée et râpée ou hachée
- 6 gousses d'ail pelées et hachées
- 1 tête de chou blanc, finement râpée
- $\frac{1}{2}$ cuillère à café de poudre de piment rouge ou de poivre de Cayenne
- $1\frac{1}{2}$ cuillères à café de sel marin
- 1 piment vert thaï, serrano ou cayenne, tige enlevée, haché
- 1 cuillère à café de poivre noir moulu

INSTRUCTIONS:

a) Mélangez tous les ingrédients et laissez mijoter pendant 4 heures.

44. Chou aux graines de moutarde et à la noix de coco

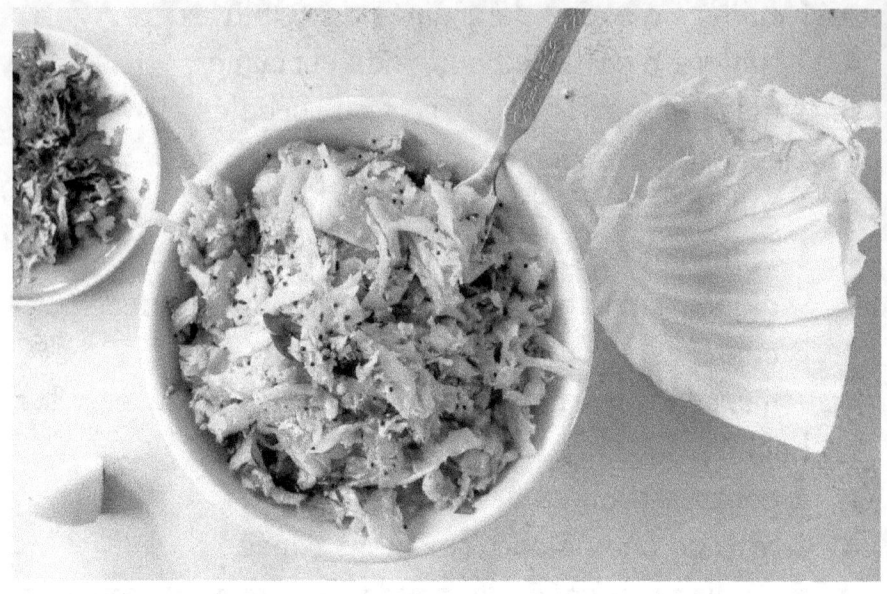

Donne : 6 portions

INGRÉDIENTS:
- 12 feuilles de curry, hachées grossièrement
- 1 cuillère à café de gros sel marin
- 2 cuillères à soupe de lentilles noires entières, pelées, trempées dans l'eau bouillante
- 2 cuillères à soupe d'huile de coco
- 2 cuillères à soupe de noix de coco râpée non sucrée
- 1 tête de chou blanc, hachée
- ½ cuillère à café d'asafoetida
- 1 piment thaï, serrano ou cayenne, tiges enlevées, tranché dans le sens de la longueur
- 1 cuillère à café de graines de moutarde noire

INSTRUCTIONS:
a) Faites chauffer l'huile dans une poêle profonde et épaisse à feu moyen.
b) Ajoutez l'asafoetida, la moutarde, les lentilles, les feuilles de curry et la noix de coco.
c) Chauffer pendant 30 secondes ou jusqu'à ce que les graines éclatent.
d) Évitez de brûler les feuilles de curry ou la noix de coco.
e) Comme les graines peuvent tomber, gardez un couvercle à proximité.
f) Ajoutez le chou et le sel.
g) Cuire pendant 2 minutes, en remuant fréquemment, jusqu'à ce que le chou se fane.

h) Incorporer les piments.
i) Servir immédiatement, tiède ou froid, avec un roti ou un naan.

45. Haricots verts aux pommes de terre

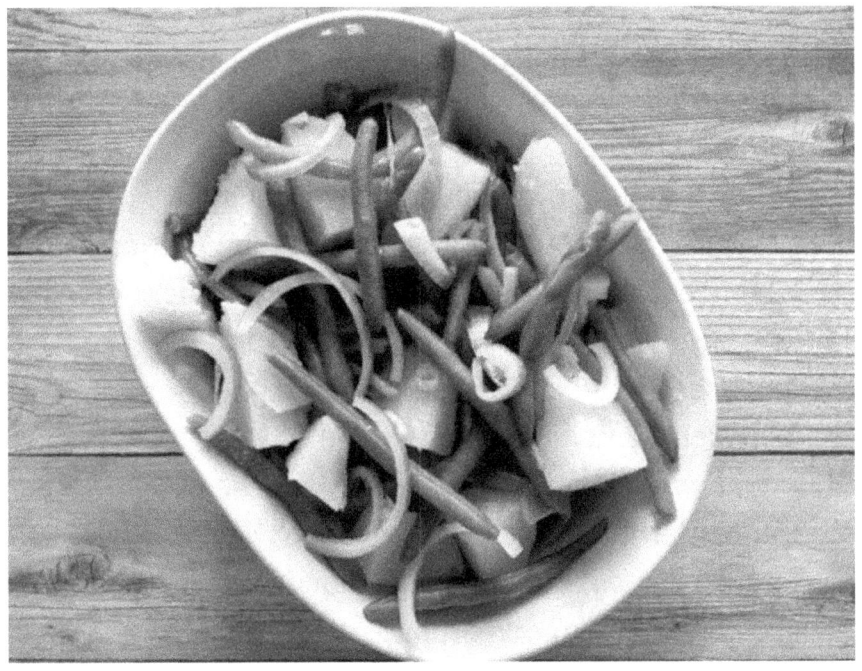

Donne : 5 portions

INGRÉDIENTS :

- 1 cuillère à café de graines de cumin
- 1 pomme de terre, pelée et coupée en dés
- $\frac{1}{4}$ tasse d'eau
- $\frac{1}{2}$ cuillère à café de poudre de curcuma
- 1 oignon rouge ou jaune, pelé et coupé en dés
- 1 morceau de racine de gingembre, pelée et râpée ou hachée
- 3 gousses d'ail pelées et râpées ou hachées
- 4 tasses de haricots verts hachés
- 1 cuillère à soupe d'huile
- 1 piment thaï, serrano ou cayenne, haché
- 1 cuillère à café de gros sel marin
- 1 cuillère à café de poudre de piment rouge ou de poivre de Cayenne

INSTRUCTIONS :

a) Faites chauffer l'huile dans une poêle épaisse et profonde à feu moyen.
b) Ajouter le cumin et le curcuma et cuire 30 secondes ou jusqu'à ce que les graines grésillent.
c) Ajouter l'oignon, la racine de gingembre et l'ail.
d) Cuire pendant 2 minutes ou jusqu'à ce qu'ils soient légèrement dorés.
e) Ajouter la pomme de terre et cuire encore 2 minutes en remuant constamment.
f) Ajoutez de l'eau pour éviter de coller.
g) Incorporer les haricots verts.

h) Cuire, en remuant de temps en temps, pendant 2 minutes.
i) Ajoutez les piments, le sel et la poudre de piment rouge dans un bol à mélanger.
j) Laisser mijoter 15 minutes, à couvert, jusqu'à ce que les haricots et les pommes de terre soient tendres.

46. Aubergines aux pommes de terre

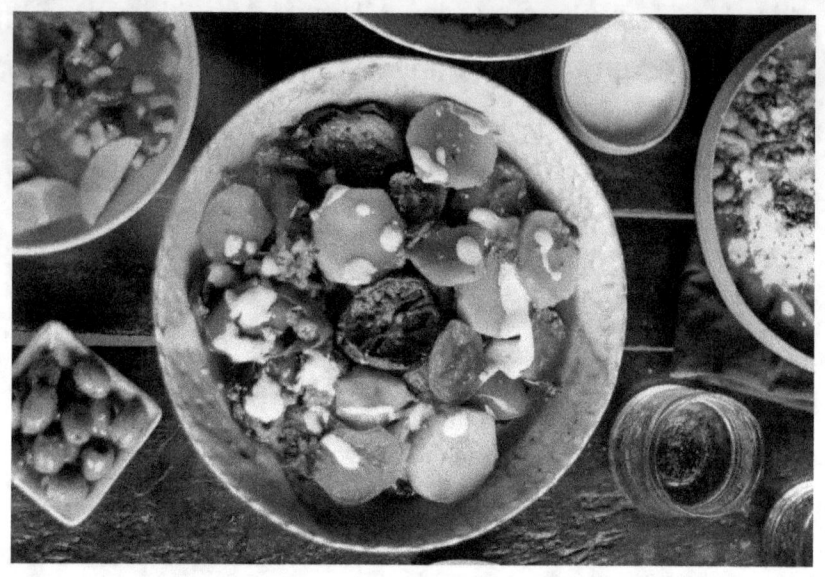

Donne : 6 portions

INGRÉDIENTS :
- 2 cuillères à soupe d'huile
- ½ cuillère à café d'asafoetida
- 2 cuillères à café de gros sel marin
- 1 tomate, hachée grossièrement
- 4 aubergines avec la peau, hachées grossièrement, extrémités ligneuses incluses
- 1 cuillère à soupe de coriandre moulue
- 2 piments thaï, serrano ou cayenne, hachés
- 1 cuillère à café de graines de cumin
- ½ cuillère à café de poudre de curcuma
- 1 morceau de racine de gingembre, pelée et coupée en longues allumettes
- 4 gousses d'ail pelées et hachées grossièrement
- 1 cuillère à soupe de garam masala
- 1 pomme de terre bouillie, pelée et hachée grossièrement
- 1 oignon pelé et haché grossièrement
- 1 cuillère à café de poudre de piment rouge ou de poivre de Cayenne
- 2 cuillères à soupe de coriandre fraîche hachée, pour la garniture

INSTRUCTIONS :
a) Faites chauffer l'huile dans une poêle profonde et épaisse à feu moyen.
b) Ajoutez l'asafoetida, le cumin et le curcuma.

c) Cuire 30 secondes ou jusqu'à ce que les graines grésillent.
d) Ajoutez la racine de gingembre et l'ail.
e) Cuire encore 2 minutes ou jusqu'à ce que les oignons et les piments soient légèrement dorés.
f) Cuire 2 minutes après avoir ajouté la tomate.
g) Incorporer les aubergines et les pommes de terre.
h) Ajoutez le sel, le garam masala, la coriandre et la poudre de piment rouge.
i) Laisser mijoter encore 10 minutes.
j) Servir avec du roti ou du naan et garni de coriandre.

47. Choux de Bruxelles Masala

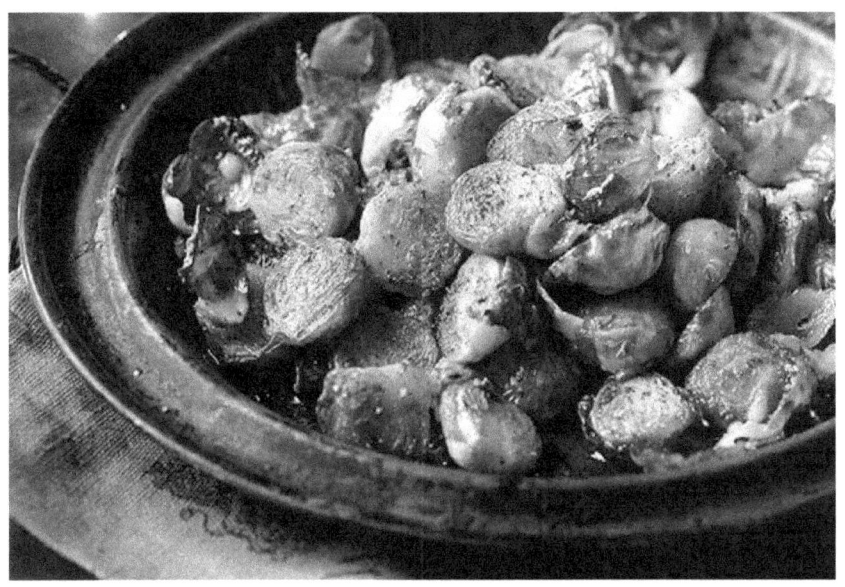

Donne : 4 portions

INGRÉDIENTS :
- 1 cuillère à soupe d'huile
- 1 cuillère à café de graines de cumin
- 2 tasses de Gila Masala
- 1 tasse d'eau
- 4 cuillères à soupe de crème de cajou
- 4 tasses de choux de Bruxelles, parés et coupés en deux
- 2 piments thaï, serrano ou cayenne, hachés
- 2 cuillères à café de gros sel marin
- 1 cuillère à café de garam masala
- 1 cuillère à café de coriandre moulue
- 1 cuillère à café de poudre de piment rouge ou de poivre de Cayenne
- 2 cuillères à soupe de coriandre fraîche hachée, pour la garniture

INSTRUCTIONS :

a) Faites chauffer l'huile dans une poêle profonde et épaisse à feu moyen.
b) Ajouter le cumin et cuire 30 secondes ou jusqu'à ce que les graines grésillent.
c) Ajoutez le bouillon de soupe aux tomates curatives, l'eau, la crème de noix de cajou, les choux de Bruxelles, les piments, le sel, le garam masala, la coriandre et la poudre de piment rouge.
d) Porter à ébullition.

e) Laisser mijoter 12 minutes jusqu'à ce que les choux de Bruxelles soient tendres.
f) Garnir de coriandre.

48. Chou-fleur grec

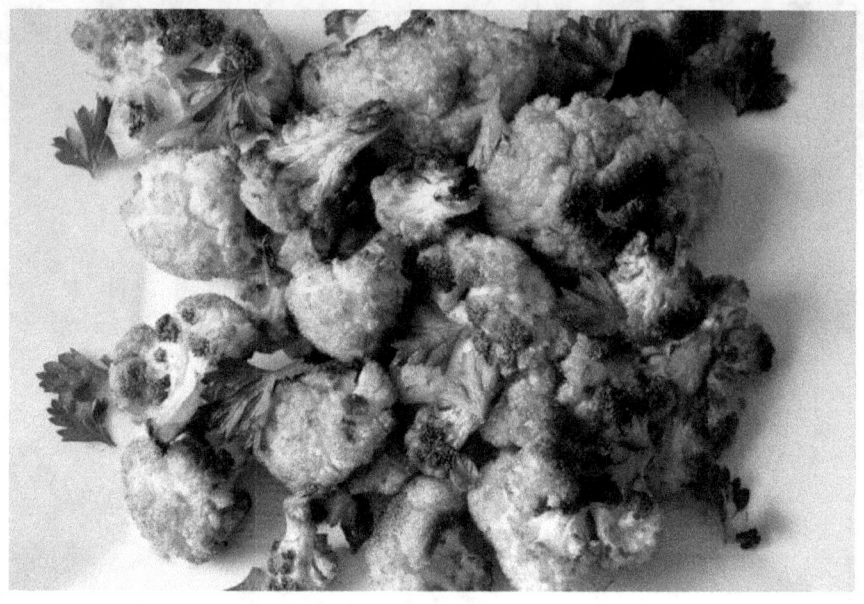

Donne : 2

INGRÉDIENTS:
- ½ tête de chou-fleur, coupé en petits morceaux
- 2 tomates
- 1 concombre, coupé en dés
- ½ poivron rouge, coupé en dés
- ½ bouquet de menthe
- ½ bouquet de coriandre
- ½ bouquet de basilic
- ¼ tasse de ciboulette
- 10 olives noires, dénoyautées
- ½ boîte de pousses de tournesol, environ 1,5 once
- 1 cuillère à soupe d'huile d'olive
- ½ cuillère à soupe de jus de citron vert

INSTRUCTIONS:
a) Passer le chou-fleur au robot culinaire jusqu'à ce qu'il ressemble à du couscous.
b) Mélangez le tout dans un bol, y compris les olives et les pousses de tournesol.
c) Arroser d'huile et d'un filet de citron vert, puis mélanger.

49. Pâtes crémeuses aux courgettes

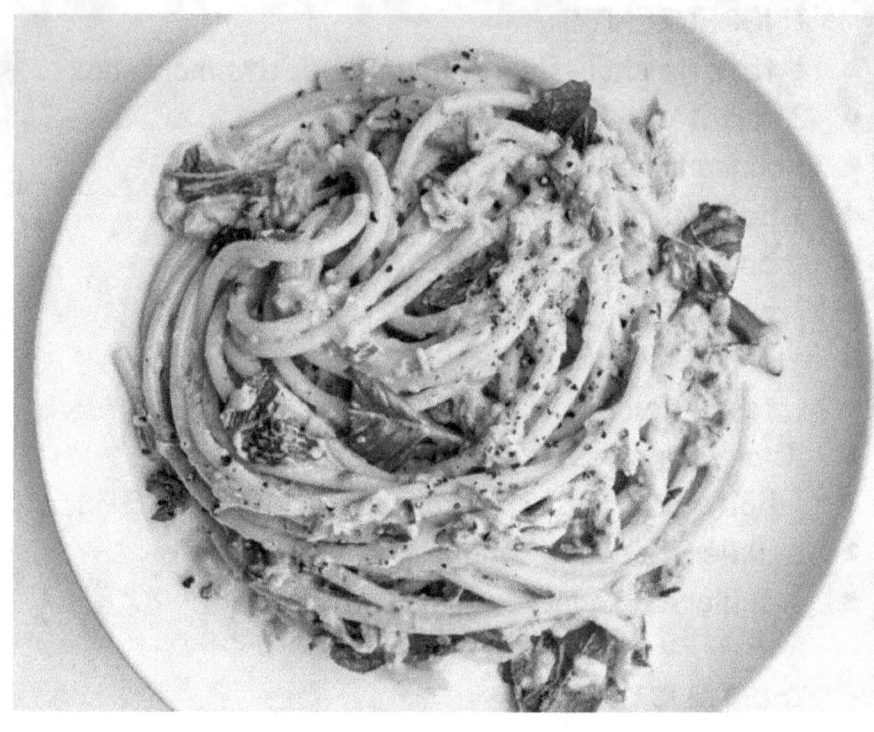

Donne : 2

INGRÉDIENTS:
- 1 once de pois germés
- 1 courgette, coupée en julienne

SAUCE CRÉMÉE :
- ½ tasse de pignons de pin moulus
- 2 cuillères à soupe d'huile d'olive
- 1 cuillère à soupe de jus de citron
- 4 cuillères à soupe d'eau
- une pincée de sel

INSTRUCTIONS:
a) Placer les courgettes dans un bol et assaisonner de sel.
b) Ajoutez les pignons de pin moulus.
c) Mélangez l'huile d'olive, le jus de citron, l'eau et une pincée de sel.
d) Mélanger jusqu'à ce qu'une sauce se forme.
e) Répartir la sauce sur les courgettes.
f) Garnir de pousses de pois.

50. Courgettes au pesto de potiron

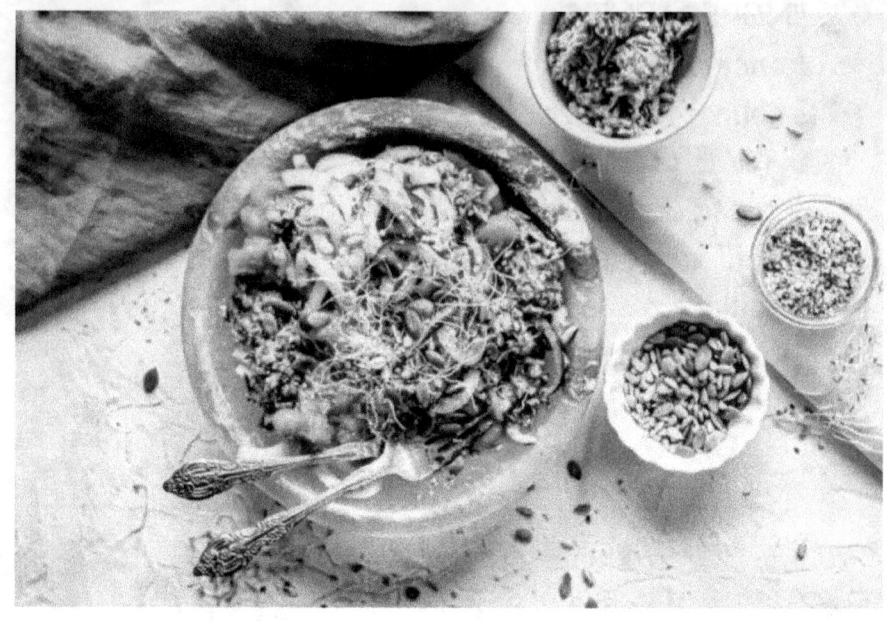

Donne : 2-3 portions

INGRÉDIENTS:
PESTO DE CITROUILLE :
- ½ tasse de graines de citrouille
- ⅜ tasse d'huile d'olive
- 1 cuillère à soupe de jus de citron
- 1 pincée de sel
- 1 bouquet de basilic

GARNITURE:
- 7 olives noires
- 5 tomates cerises

INSTRUCTIONS:
a) Réduisez les graines de citrouille en farine fine dans un robot culinaire.
b) Incorporer l'huile d'olive, le jus de citron et le sel jusqu'à ce que le tout soit bien mélangé.
c) Incorporer les feuilles de basilic.
d) Mélanger les courgettes et le pesto dans un bol à mélanger, puis garnir d'olives et de tomates cerises.

51. Pilaf de courgettes à l'aneth

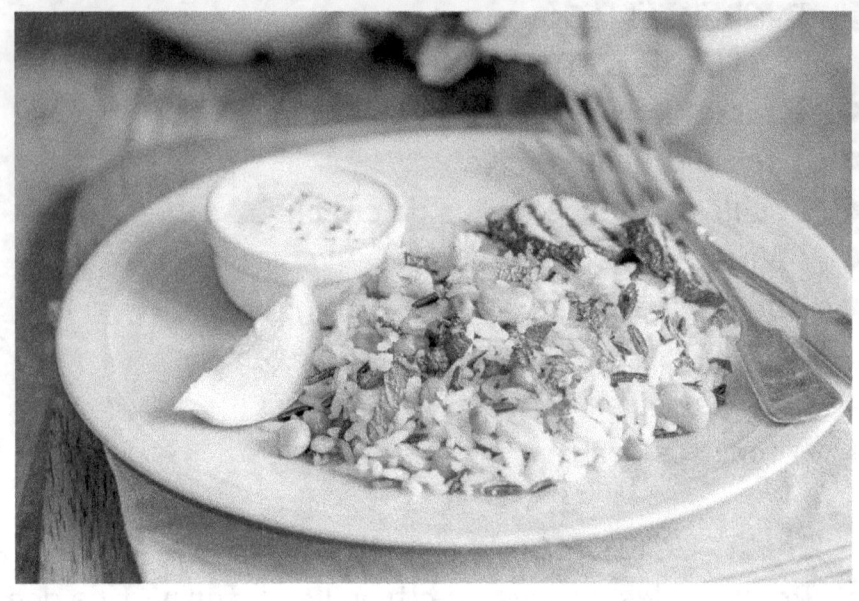

Donne : 4-6

INGRÉDIENTS:
- ¾ tasse de riz basmati blanc, rincé et égoutté
- ¼ tasse de quinoa, rincé et égoutté
- ½ cuillère à soupe de gingembre finement haché
- 2 tasses de courgettes râpées
- ½ tasse d'aneth haché
- 3 cuillères à soupe d'huile de coco bio
- 2 tasses d'eau
- Sel au goût

INSTRUCTIONS:
a) Faites fondre l'huile de coco et faites revenir le gingembre pendant 15 secondes jusqu'à ce qu'il soit parfumé.
b) Ajoutez le riz et le quinoa et remuez pendant 1 minute.
c) Ajoutez l'eau, remuez bien et laissez le mélange bouillir. Ajoutez les courgettes râpées et remuez.
d) Laisser mijoter à couvert pendant 10 à 12 minutes.
e) Ajouter l'aneth et le sel au goût en remuant doucement avec une fourchette.
f) Servir chaud.

52. Couscous Crémini Pilaf

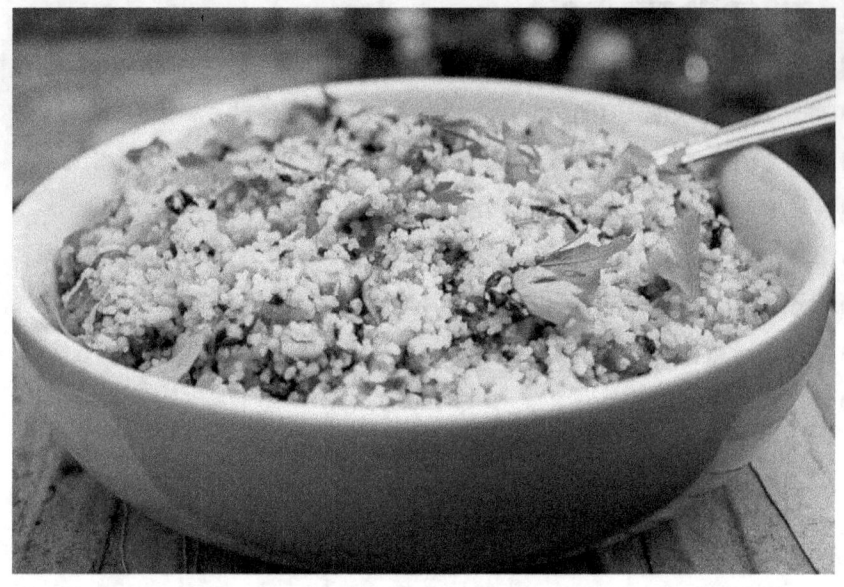

Donne : 2

INGRÉDIENTS:
- 3 cuillères à soupe d'huile d'olive, divisées
- 14 onces de champignons cremini, tranchés
- 1 petit oignon, haché
- 2 branches de céleri, hachées
- 1 carotte moyenne, hachée
- ¼ tasse de vin blanc
- 1 cuillère à soupe de sauce piquante
- ½ cuillère à café de coriandre moulue
- ½ cuillère à café de cumin moulu
- ½ cuillère à café de poudre d'oignon
- 1 tasse de couscous sec
- 2 tasses de bouillon de légumes
- ½ cuillère à café de sel
- ¼ cuillère à café de poivre
- ¾ tasse de petits pois surgelés
- 1 cuillère à soupe de persil frais haché

INSTRUCTIONS:
a) Dans une grande poêle, faites chauffer 1 cuillère à soupe d'huile d'olive à feu moyen-vif.
b) Ajouter les champignons tranchés et faire revenir jusqu'à ce qu'ils commencent à dorer, environ 3 à 5 minutes.
c) Retirer de la poêle et réserver.
d) Dans la même poêle, ajoutez le reste de l'huile d'olive, l'oignon haché, le céleri et la carotte.

e) Cuire 3 à 5 minutes jusqu'à ce que l'oignon soit translucide et le céleri tendre.
f) Ajoutez la coriandre, le cumin et la poudre d'oignon et incorporez le vin blanc.
g) Ajouter le couscous et le bouillon de légumes, assaisonner de sel et de poivre et bien mélanger.
h) Baissez le feu et laissez cuire environ 7 minutes.
i) Ajoutez la sauce piquante et les petits pois surgelés et poursuivez la cuisson encore 3 minutes.
j) Incorporer les champignons.
k) Garnir de persil frais et servir chaud.

53. Risotto aux asperges curatives

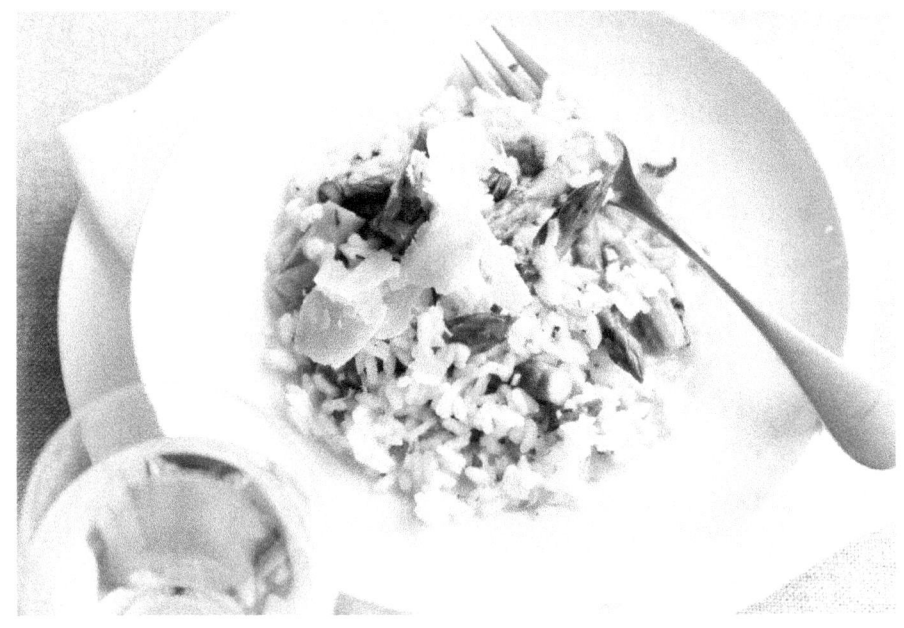

Donne : 2

INGRÉDIENTS:
- 1 oignon, coupé en dés
- 3 gousses d'ail, coupées en dés
- 1 carotte, râpée
- Bouillon de légumes
- 10 asperges, parées
- 1 tasse de petits pois, frais ou surgelés
- 250 g de riz arborio
- 1 cuillère à soupe d'huile d'olive
- sel et poivre au goût
- herbes fraîches

INSTRUCTIONS:

a) Dans une casserole, portez le bouillon de légumes à légère ébullition.

b) Dans une poêle à fond large, faites chauffer un peu d'huile d'olive à feu moyen.

c) Disposez-les sur les têtes d'asperges et faites-les revenir légèrement pendant 2 minutes.

d) Retirer de la poêle, puis dans la même poêle, ajouter les oignons hachés et les faire revenir jusqu'à ce qu'ils soient dorés et translucides.

e) Ajoutez l'ail et les carottes, faites revenir pendant une minute ou deux, puis ajoutez le riz et les morceaux d'asperges et remuez bien.

f) Au bout d'une minute ou deux, versez la moitié du bouillon de légumes et laissez le riz absorber les liquides.
g) Grattez le fond de la casserole pour éliminer tout résidu et remuez bien le riz dans le liquide.
h) Baissez le feu et laissez le risotto mijoter et cuire.
i) Remuez toutes les deux minutes et ajoutez plus de liquide si nécessaire.
j) Faites cuire le riz encore environ 10 minutes, jusqu'à ce qu'il soit presque cuit, puis incorporez les petits pois.
k) Les pois frais n'ont besoin que de quelques minutes pour cuire.
l) A ce stade, votre risotto est presque cuit.
m) Assaisonnez-le avec du sel, du poivre et des herbes fraîches hachées au goût.
n) Servir chaud et garni de têtes d'asperges, de quelques herbes fraîches supplémentaires et de quelques gouttes d'huile d'olive.

54. Boulgour à la sauce potiron

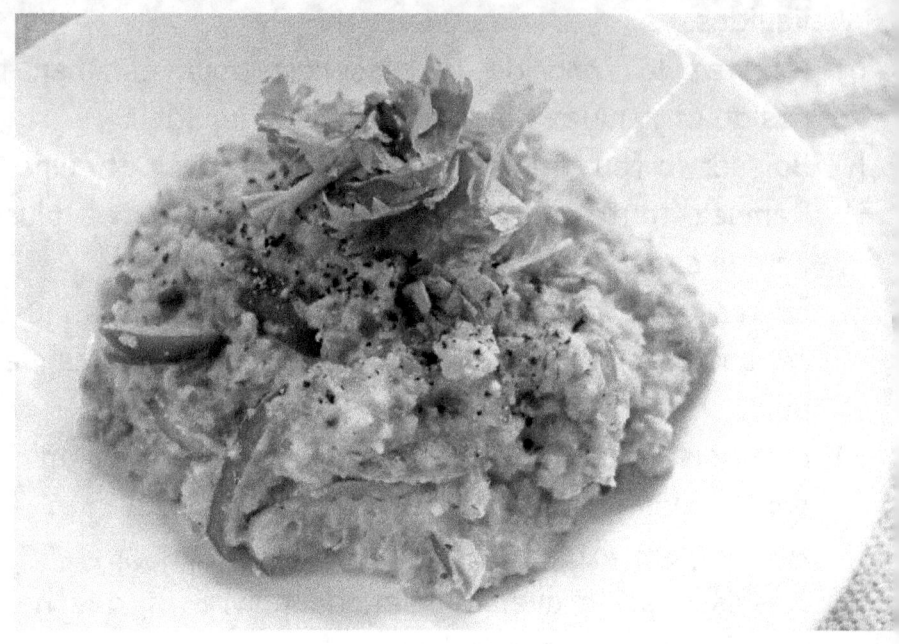

Donne : 1 portion

INGRÉDIENTS:
POUR LE BOULGOUR
- 1,5 tasse de boulgour, trempé
- ¼ tasse de poivron vert, coupé en fins dés
- ¼ tasse de feuilles de céleri hachées

POUR LA SAUCE AU CITROUILLE :
- ½ tasse de citrouille cuite à la vapeur
- 3 grosses cuillères à café de flocons d'avoine cuits en morceaux
- 1 grosse cuillère à soupe de levure nutritionnelle
- 2 cuillères à soupe de tahini végétalien crémeux
- 1,5 cuillères à soupe de jus de citron
- ¼ cuillère à café de sel

INSTRUCTIONS:
a) Placez tous les ingrédients de la sauce dans un mélangeur ou un robot culinaire.
b) Ajouter la sauce au bulgar et incorporer les poivrons et les feuilles de céleri.
c) Garnir de poivre noir fraîchement concassé.

PLAT PRINCIPAL : LÉGUMINEUSES ET CÉRÉALES

55. Salade de rue aux légumineuses

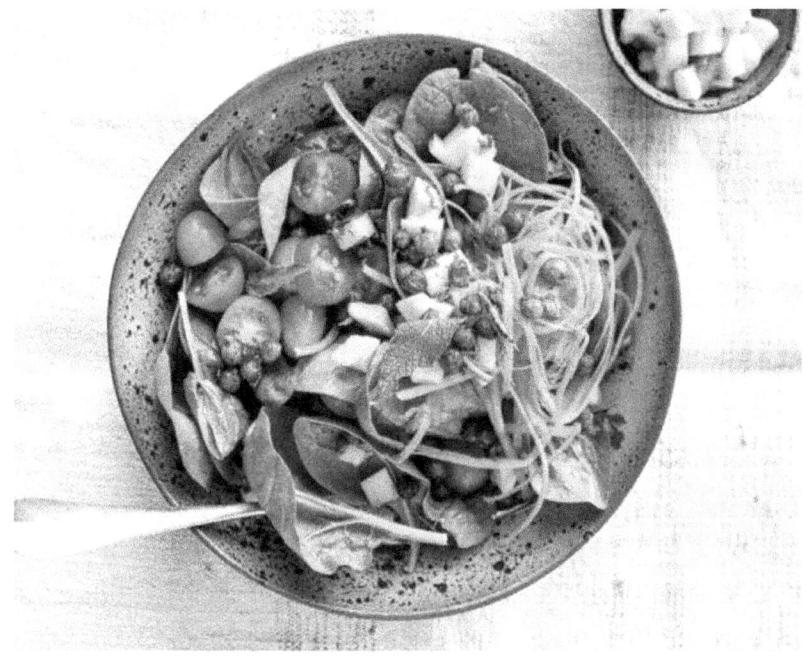

Donne : 6 portions

INGRÉDIENTS:
- 4 tasses de haricots ou lentilles cuits
- 1 oignon rouge, pelé et coupé en dés
- 1 tomate, coupée en dés
- 1 concombre, pelé et coupé en dés
- 1 daïkon, pelé et râpé
- 1 piment vert thaï, serrano ou cayenne, haché
- ¼ tasse de coriandre fraîche hachée, hachée
- Jus de 1 citron
- 1 cuillère à café de gros sel marin
- ½ cuillère à café de sel noir
- ½ cuillère à café de Chaat Masala
- ½ cuillère à café de poudre de piment rouge ou de poivre de Cayenne
- 1 cuillère à café de curcuma blanc frais, pelé et râpé

INSTRUCTIONS:
a) Dans un bol profond, mélanger tous les ingrédients.

56. Haricots et légumes masala

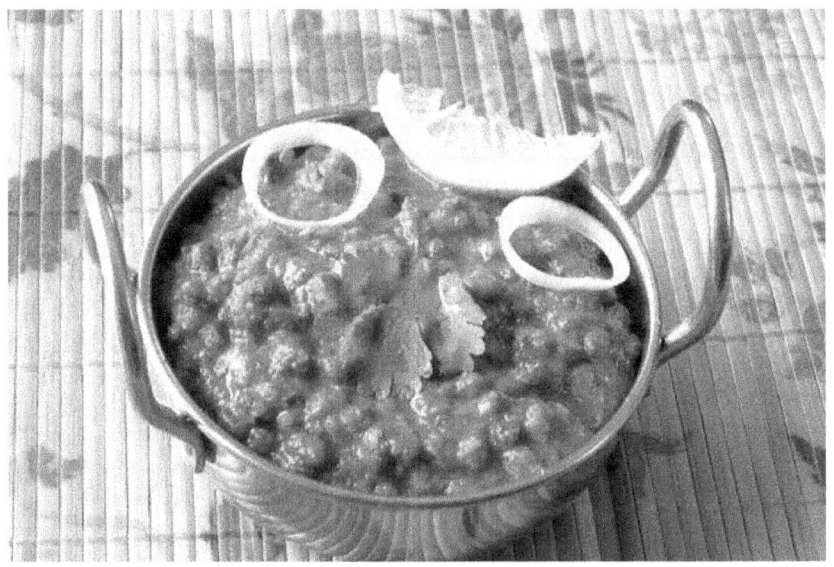

Donne : 5 portions

INGRÉDIENTS :
- 1 tasse de Gila Masala
- 1 tasse de légumes hachés
- 2 piments thaï, serrano ou cayenne, hachés
- 1 cuillère à café de garam masala
- 1 cuillère à café de coriandre moulue
- 1 cuillère à café de cumin moulu torréfié
- ½ cuillère à café de poudre de piment rouge ou de poivre de Cayenne
- 1½ cuillères à café de gros sel marin
- 2 tasses d'eau
- 2 tasses de haricots cuits
- 1 cuillère à soupe de coriandre fraîche hachée, pour la garniture

INSTRUCTIONS :
a) Faites chauffer le Gila Masala dans une grande casserole à fond épais à feu moyen jusqu'à ce qu'il commence à bouillonner.
b) Ajoutez les légumes, les piments, le garam masala, la coriandre, le cumin, la poudre de piment rouge, le sel et l'eau.
c) Cuire 20 minutes ou jusqu'à ce que les légumes ramollissent.
d) Ajoutez les haricots.
e) Servir garni de coriandre.

57. de haricots entiers à la noix de coco

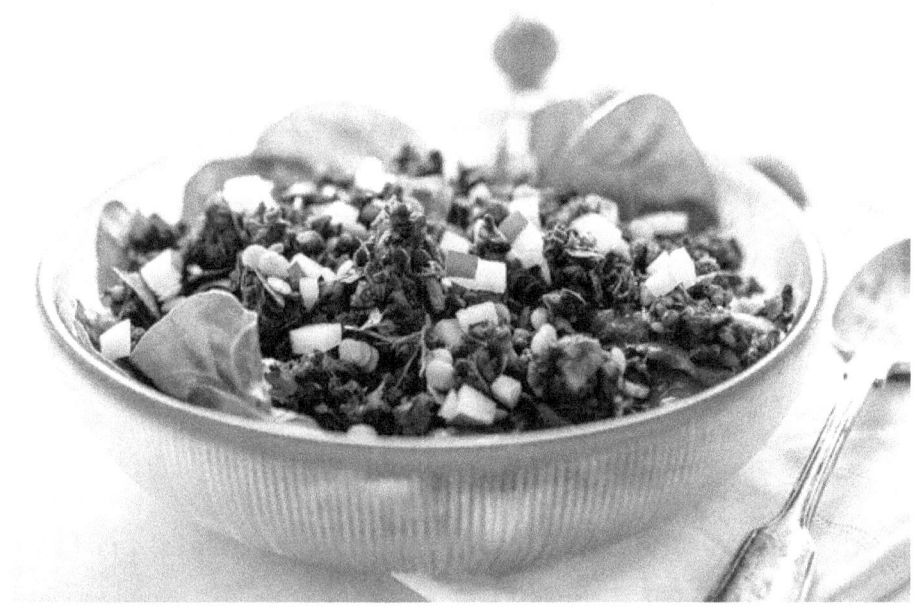

Donne : 4 portions

INGRÉDIENTS:
- 2 cuillères à soupe d'huile de coco
- ½ cuillère à café d'asafoetida
- 1 cuillère à café de graines de moutarde noire
- 10-12 feuilles de curry, hachées grossièrement
- 2 cuillères à soupe de noix de coco râpée non sucrée
- 4 tasses de haricots cuits
- 1 cuillère à café de gros sel marin
- 1 piment thaï, serrano ou cayenne,

INSTRUCTIONS:
a) Faites chauffer l'huile dans une poêle profonde et épaisse à feu moyen.
b) Ajoutez l'asafoetida, la moutarde, les feuilles de curry et la noix de coco.
c) Chauffer pendant 30 secondes ou jusqu'à ce que les graines éclatent.
d) Ajoutez les haricots, le sel et les piments.
e) Servir après avoir bien mélangé.

58. Haricots au curry ou lentilles

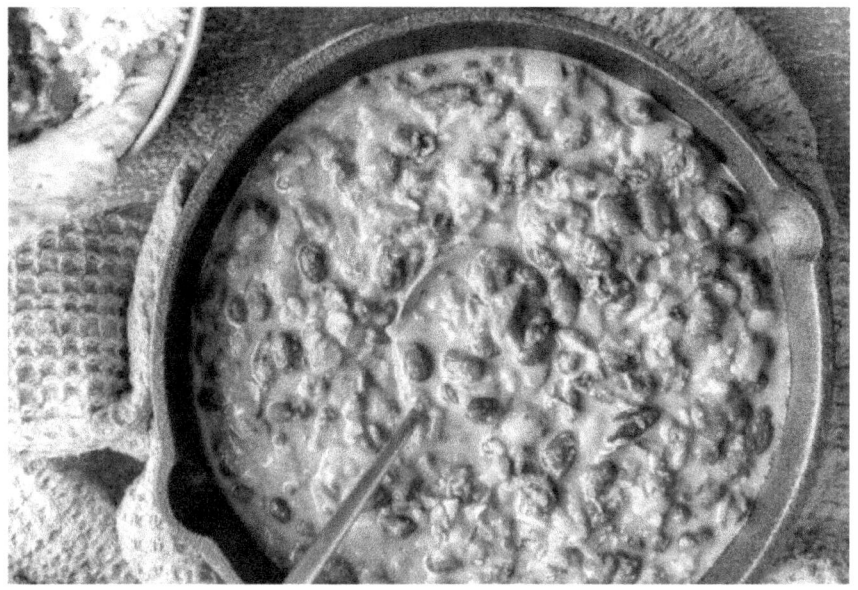

Donne : 5 portions

INGRÉDIENTS :

- 2 cuillères à soupe d'huile
- ½ cuillère à café d'asafoetida
- 2 cuillères à café de graines de cumin
- ½ cuillère à café de poudre de curcuma
- 1 bâton de cannelle
- 1 feuille de cassia
- ½ oignon jaune ou rouge, pelé et émincé
- 1 morceau de racine de gingembre, pelée et râpée ou hachée
- 4 gousses d'ail pelées et râpées ou hachées
- 2 tomates pelées et coupées en dés
- 2 à 4 piments verts thaï, serrano ou cayenne, hachés
- 4 tasses de haricots ou lentilles cuits
- 4 tasses d'eau
- 1½ cuillères à café de gros sel marin
- 1 cuillère à café de poudre de piment rouge ou de poivre de Cayenne
- 2 cuillères à soupe de coriandre fraîche hachée, pour la garniture

INSTRUCTIONS :

a) Faites chauffer l'huile dans une casserole à fond épais à feu moyen.
b) Ajoutez l'asafoetida, le cumin, le curcuma, la cannelle et la feuille de cassia et faites cuire pendant 30 secondes ou jusqu'à ce que les graines grésillent.

c) Ajouter l'oignon et cuire 3 minutes ou jusqu'à ce qu'il soit légèrement doré.
d) Ajoutez la racine de gingembre et l'ail.
e) Cuire encore 2 minutes.
f) Ajouter les tomates et les piments verts.
g) Laisser mijoter 5 minutes ou jusqu'à ce que les tomates ramollissent.
h) Cuire encore 2 minutes après avoir ajouté les haricots ou les lentilles.
i) Ajouter l'eau, le sel et la poudre de piment rouge.
j) Amenez l'eau à ébullition.
k) Laisser mijoter 10 à 15 minutes.
l) Servir garni de coriandre.

59. Lentilles aux feuilles de curry

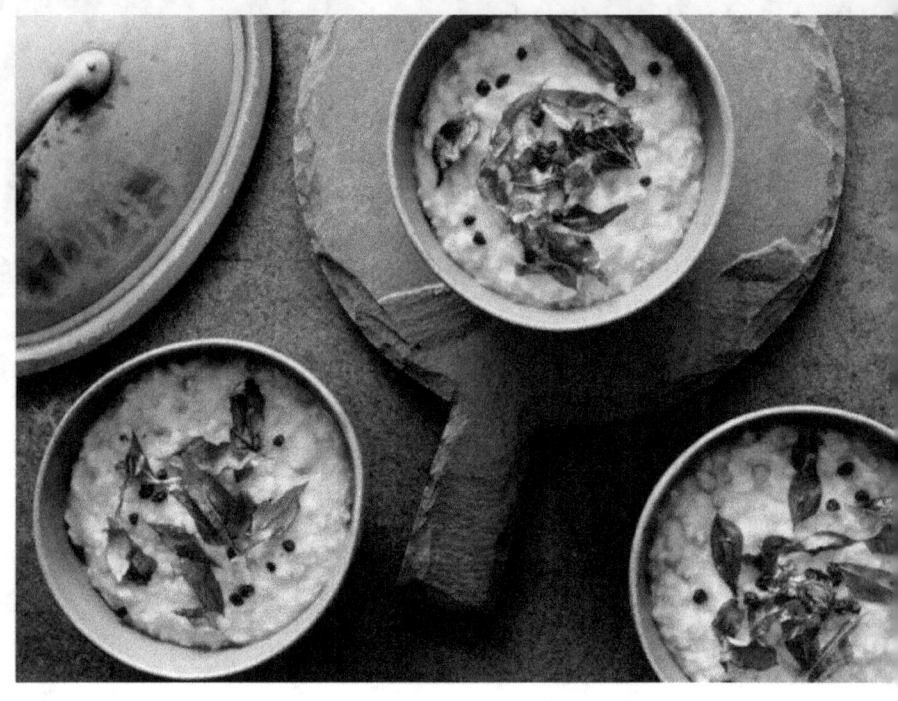

Donne : 6 portions

INGRÉDIENTS:

- 2 cuillères à soupe d'huile de coco
- ½ cuillère à café de poudre d'asafoetida
- ½ cuillère à café de poudre de curcuma
- 1 cuillère à café de graines de cumin
- 1 cuillère à café de graines de moutarde noire
- 20 feuilles de curry fraîches, hachées grossièrement
- 6 piments rouges entiers séchés, hachés grossièrement
- ½ oignon jaune ou rouge, pelé et coupé en dés
- Boîte de 14 onces de lait de coco, léger ou entier
- 1 tasse d'eau
- 1 cuillère à café de poudre Rasam ou Sambhar Masala
- 1½ cuillères à café de gros sel marin
- 1 cuillère à café de poudre de piment rouge ou de poivre de Cayenne
- 3 tasses de lentilles cuites
- 1 cuillère à soupe de coriandre fraîche hachée, pour la garniture

INSTRUCTIONS:

a) Préchauffer l'huile à feu moyen.
b) Ajoutez l'asafoetida, le curcuma, le cumin, la moutarde, les feuilles de curry et les piments rouges.
c) Cuire 30 secondes ou jusqu'à ce que les graines grésillent.
d) Incorporer l'oignon.

e) Cuire environ 2 minutes en remuant fréquemment pour éviter de coller.
f) Ajoutez le lait de coco, l'eau, la poudre Rasam ou Sambhar Masala, le sel et la poudre de piment rouge.
g) Porter à ébullition, puis laisser mijoter 2 minutes ou jusqu'à ce que les arômes imprègnent le lait.
h) Ajoutez les lentilles.
i) Laisser mijoter 4 minutes.
j) Servir garni de coriandre.

60. Goa Lentilles Noix De Coco Curry

Donne : 6 portions

INGRÉDIENTS:
- 1 cuillère à soupe d'huile
- ½ oignon, pelé et coupé en dés
- 1 morceau de racine de gingembre, pelée et râpée ou hachée
- 4 gousses d'ail pelées et râpées ou hachées
- 1 tomate, coupée en dés
- 2 piments verts thaï, serrano ou cayenne, hachés
- 1 cuillère à soupe de coriandre moulue
- 1 cuillère à soupe de cumin moulu
- 1 cuillère à café de poudre de curcuma
- 1 cuillère à café de pâte de tamarin
- 1 cuillère à café de jaggery ou de cassonade
- 1½ cuillères à café de gros sel marin
- 3 tasses d'eau
- 4 tasses de lentilles entières cuites
- 1 tasse de lait de coco, régulier ou léger
- Jus de ½ citron
- 1 cuillère à soupe de coriandre fraîche hachée, pour la garniture

INSTRUCTIONS:
a) Faites chauffer l'huile dans une grande casserole à fond épais à feu moyen.
b) Ajouter l'oignon et cuire 2 minutes ou jusqu'à ce que l'oignon soit légèrement doré.
c) Ajoutez la racine de gingembre et l'ail.
d) Cuire encore une minute.

e) Ajoutez la tomate, les piments, la coriandre, le cumin, le curcuma, le tamarin, le jaggery, le sel et l'eau.
f) Portez à ébullition, puis réduisez à feu doux et couvrez pendant 15 minutes.
g) Ajoutez les lentilles et le lait de coco.
h) Ajoutez le jus de citron et la coriandre selon votre goût.

61. Légumineuses Chana Masala

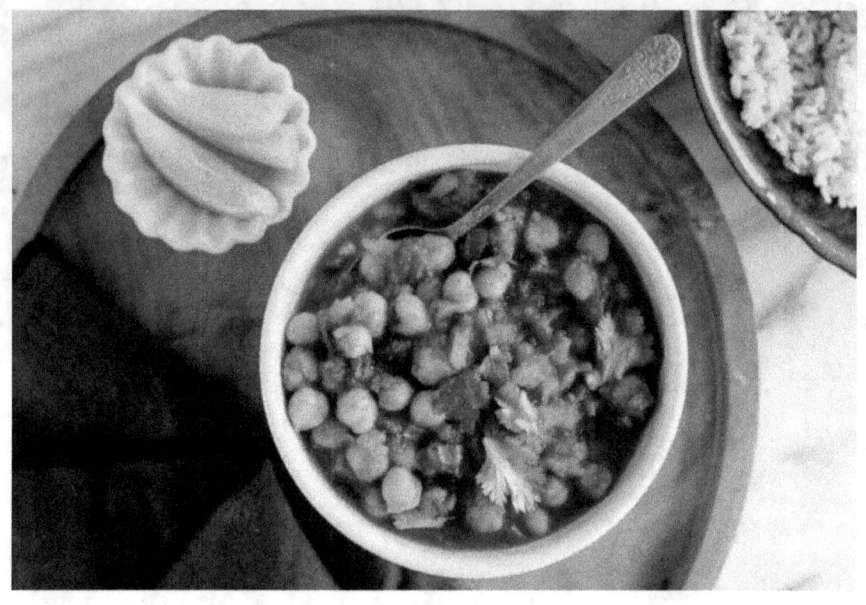

Donne : 6 portions

INGRÉDIENTS:
- 2 cuillères à soupe d'huile
- 1 cuillère à café de graines de cumin
- ½ cuillère à café de poudre de curcuma
- 2 cuillères à soupe de Chana Masala
- 1 oignon jaune ou rouge, pelé et coupé en dés
- 1 morceau de racine de gingembre, pelée et râpée ou hachée
- 4 gousses d'ail pelées et râpées ou hachées
- 2 tomates, coupées en dés
- 2 piments verts thaï, serrano ou cayenne, hachés
- 1 cuillère à café de poudre de piment rouge ou de poivre de Cayenne
- 1 cuillère à soupe de gros sel marin
- 1 tasse d'eau
- 4 tasses de haricots ou lentilles cuits

INSTRUCTIONS:
a) Faites chauffer l'huile dans une poêle profonde et épaisse à feu moyen.
b) Ajoutez le cumin, le curcuma et le Chana Masala et laissez cuire 30 secondes ou jusqu'à ce que les graines grésillent.
c) Ajouter l'oignon et cuire environ une minute ou jusqu'à ce qu'il soit tendre.
d) Ajoutez la racine de gingembre et l'ail.
e) Cuire encore une minute.

f) Ajouter les tomates, les piments verts, la poudre de piment rouge, le sel et l'eau.
g) Porter à ébullition, puis laisser mijoter 10 minutes ou jusqu'à ce que tous les ingrédients soient combinés.
h) Cuire les haricots ou les lentilles jusqu'à ce qu'ils soient tendres.

62. Haricots et lentilles mijotés

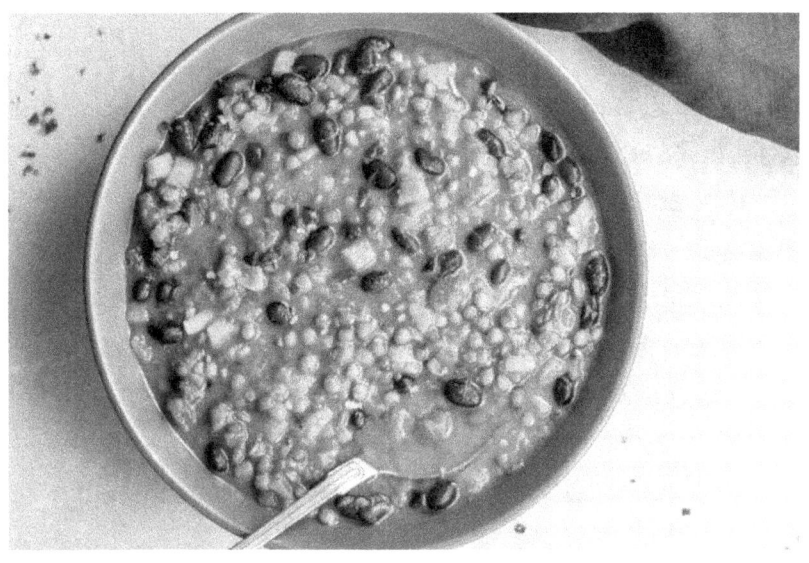

Donne : 8

INGRÉDIENTS:
- 2 tasses de haricots de Lima séchés, cueillis et lavés
- ½ oignon jaune ou rouge, pelé et haché grossièrement
- 1 tomate, coupée en dés
- 1 morceau de racine de gingembre, pelée et râpée ou hachée
- 2 gousses d'ail pelées et râpées ou hachées
- 2 piments verts thaï, serrano ou cayenne, hachés
- 3 clous de girofle entiers
- 1 cuillère à café de graines de cumin
- 1 cuillère à café de poudre de piment rouge ou de poivre de Cayenne
- une cuillère à café de gros sel marin
- ½ cuillère à café de poudre de curcuma
- ½ cuillère à café de garam masala
- 7 tasses d'eau
- ¼ tasse de coriandre fraîche hachée

INSTRUCTIONS:
a) Dans la mijoteuse, mélanger tous les ingrédients sauf la coriandre.
b) Cuire à puissance élevée pendant 7 heures ou jusqu'à ce que les haricots se décomposent et deviennent crémeux.
c) Retirez les clous de girofle.
d) Garnir de coriandre fraîche.

63. Chana et Split Moong Dal avec flocons de poivre

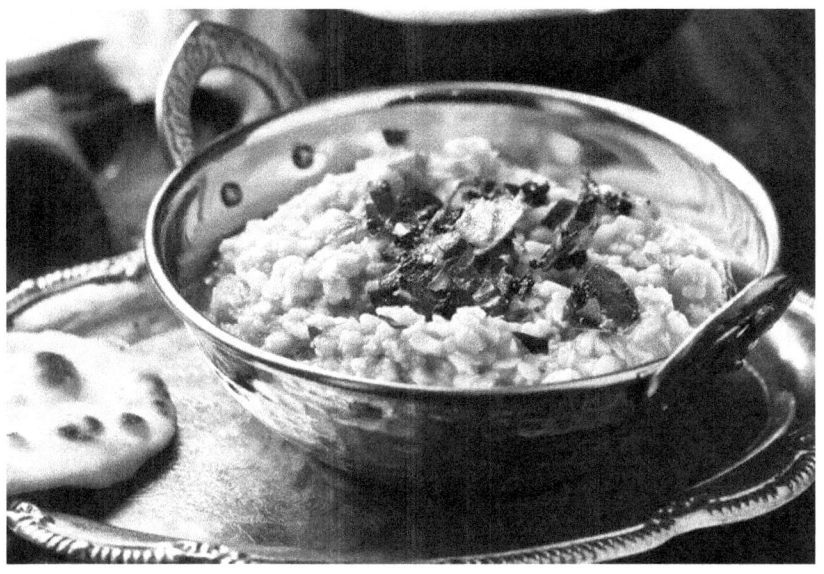

Donne : 8 portions

INGRÉDIENTS :
- 1 tasse de gramme divisé, ramassé et lavé
- 1 tasse de lentilles vertes cassées séchées avec la peau, cueillies et lavées
- ½ oignon jaune ou rouge, pelé et coupé en dés
- 1 morceau de racine de gingembre, pelée et râpée ou hachée
- 4 gousses d'ail pelées et râpées ou hachées
- 1 tomate, pelée et coupée en dés
- 2 piments verts thaï, serrano ou cayenne, hachés
- 1 cuillère à soupe plus 1 cuillère à café de graines de cumin, divisées
- 1 cuillère à café de poudre de curcuma
- 2 cuillères à café de gros sel marin
- 1 cuillère à café de poudre de piment rouge ou de poivre de Cayenne
- 6 tasses d'eau
- 2 cuillères à soupe d'huile
- 1 cuillère à café de flocons de piment rouge
- 2 cuillères à soupe de coriandre fraîche hachée

INSTRUCTIONS :
a) Dans la mijoteuse, mélangez le gramme fendu, les lentilles vertes, l'oignon, la racine de gingembre, l'ail, la tomate, les piments, 1 cuillère à soupe de cumin, le curcuma, le sel, la poudre de piment rouge et l'eau.
b) Cuire 5 heures à puissance maximale.

c) Vers la fin de la cuisson, dans une poêle peu profonde à feu moyen, faites chauffer l'huile.
d) Incorporer la cuillère à café de cumin restante.
e) Ajoutez les flocons de piment rouge une fois que l'huile est chaude.
f) Cuire pas plus de 30 secondes.
g) Mélangez les lentilles avec ce mélange et la coriandre.
h) Servir en soupe.

64. Dhokla de riz brun et de haricots adzuki

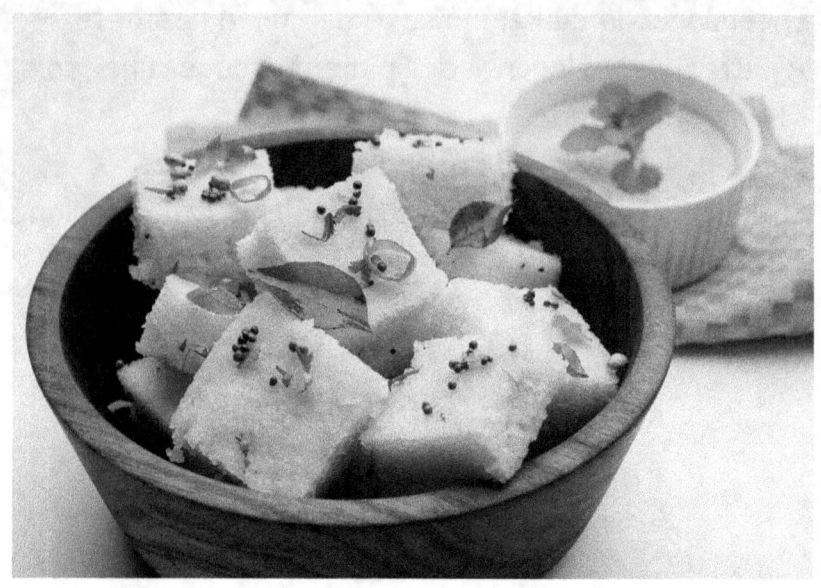

Donne : 2 douzaines de carrés

INGRÉDIENTS

- ½ tasse de riz basmati brun lavé et trempé
- ½ tasse de riz basmati blanc lavé et trempé
- ½ tasse de haricots adzuki entiers avec la peau ramassée, lavée et trempée
- 2 cuillères à soupe de gramme divisé, trempé
- ¼ cuillère à café de graines de fenugrec trempées
- ½ paquet de 12 onces de tofu doux et soyeux
- Jus de 1 citron
- 1 cuillère à café de gros sel marin
- 1 tasse d'eau
- ½ cuillère à café d'éno ou de bicarbonate de soude
- ½ cuillère à café de poudre de piment rouge, de poivre de Cayenne ou de paprika
- 1 cuillère à soupe d'huile
- 1 cuillère à café de graines de moutarde brune ou noire
- 15 à 20 feuilles de curry hachées grossièrement
- 2 piments verts thaï, serrano ou cayenne, tiges enlevées, tranchés dans le sens de la longueur

INSTRUCTIONS:

a) Mélanger le mélange de riz et de lentilles, le tofu, le jus de citron, le sel et l'eau dans un mélangeur jusqu'à consistance lisse.
b) Versez le mélange dans un grand bol à mélanger.
c) Réservez la pâte pendant 3 heures.
d) Faites chauffer l'huile dans une grande poêle carrée.

e) Saupoudrez l'eno ou le bicarbonate de soude sur le fond et remuez doucement 2 ou 3 fois.
f) Répartir uniformément la pâte dans le moule préparé.
g) Dans un bain-marie suffisamment grand pour contenir votre poêle carrée, portez un peu d'eau à ébullition.
h) Placez délicatement le moule carré dans la partie supérieure du bain-marie.
i) Cuire à la vapeur pendant 15 minutes, à couvert.
j) Retirez le moule carré du bain-marie.
k) Coupez le dhokla en carrés et disposez-les sur une assiette en forme de pyramide.
l) Saupoudrer de piment rouge, de poivre de Cayenne ou de paprika.
m) Faites chauffer un peu d'huile dans une sauteuse à feu moyen
n) Incorporer les graines de moutarde.
o) Ajoutez les feuilles de curry et les piments dès qu'ils commencent à éclater.
p) Versez ce mélange sur le dhokla uniformément.
q) Servir immédiatement avec un chutney de menthe, de coriandre ou de noix de coco en accompagnement.

65. Haricots mungo et riz aux légumes

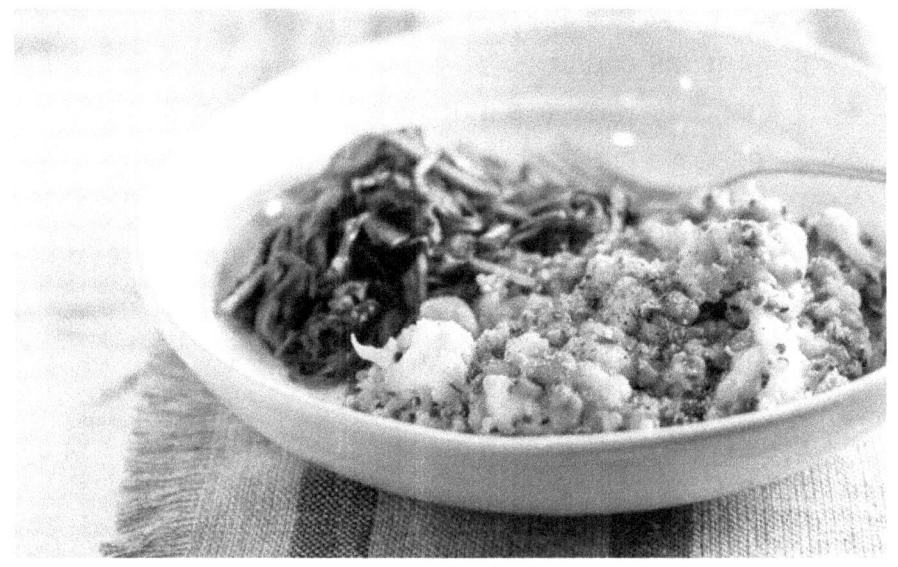

Donne : 4 portions

INGRÉDIENTS :
- 4 ½ tasses d'eau
- ½ tasse de haricots mungo entiers, rincés
- ½ tasse de riz basmati, rincé
- 1 oignon haché et 3 gousses d'ail hachées
- ¾ tasse de racine de gingembre finement hachée
- 3 tasses de légumes hachés
- 2 cuillères à soupe d'huile d'arachide
- ¾ cuillère à soupe de curcuma
- ¼ cuillère à café de piments rouges séchés et broyés
- ¼ cuillère à café de poivre noir moulu
- ½ cuillère à café de coriandre
- ½ cuillère à café de cumin
- ½ cuillère à café de sel

INSTRUCTIONS :
a) Faites cuire les haricots mungo dans l'eau bouillante jusqu'à ce qu'ils commencent à se fendre.
b) Cuire encore 15 minutes, en remuant de temps en temps, après avoir ajouté le riz.
c) Ajoutez les légumes.
d) Dans une sauteuse, faites chauffer l'huile d'arachide et faites revenir les oignons, l'ail et le gingembre jusqu'à ce qu'ils soient clairs.
e) Ajoutez les épices et poursuivez la cuisson 5 minutes en remuant constamment.
f) Mélanger avec le riz cuit et les haricots.

66. Légumes sautés

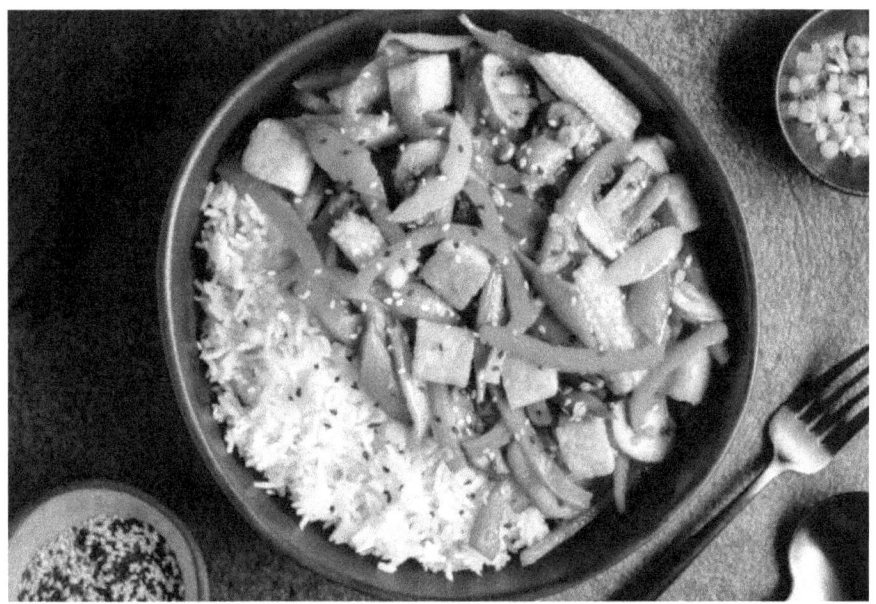

Donne : 4 portions

INGRÉDIENTS:
- 3 tasses de légumes hachés
- 2 cuillères à café de gingembre râpé
- 1 cuillère à café d'huile
- ¼ cuillère à café d'asafoetida
- 1 cuillère à soupe de sauce soja
- Herbes fraîches

INSTRUCTIONS:
a) Faites chauffer l'huile dans une poêle.
b) Incorporer l'asafoetida et le gingembre pendant 30 secondes.
c) Ajoutez les légumes et faites revenir une minute, puis ajoutez un peu d'eau, couvrez et laissez cuire.
d) Ajoutez la sauce soja, le sucre et le sel.
e) Cuire à couvert jusqu'à ce qu'il soit presque cuit.
f) Retirez le couvercle et poursuivez la cuisson quelques minutes.
g) Ajoutez les herbes fraîches.

67. Pois chiches et pâtes espagnoles

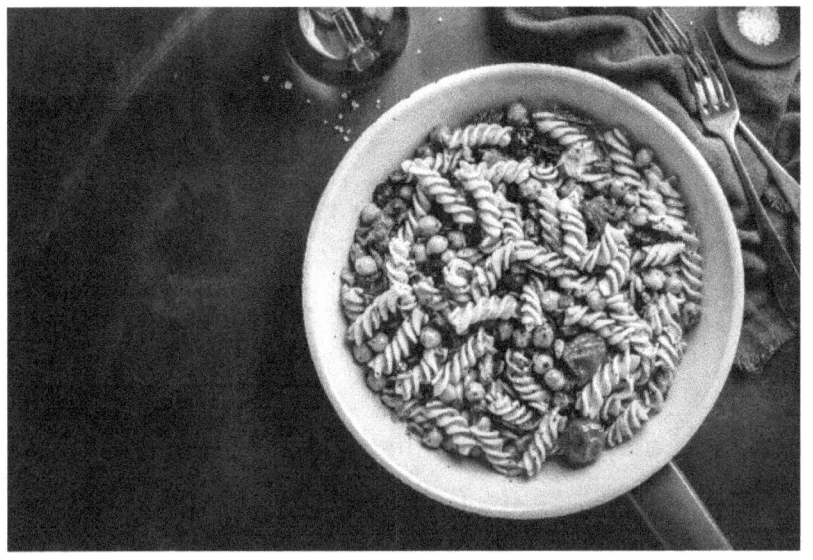

Donne : 4

INGRÉDIENTS:
- 2 cuillères à soupe d'huile d'olive
- 2 gousses d'ail, hachées
- $\frac{1}{2}$ cuillère à soupe de paprika fumé
- 1 cuillère à soupe de cumin moulu
- $\frac{1}{2}$ cuillère à soupe d'origan séché
- $\frac{1}{4}$ cuillère à soupe de poivre de Cayenne
- Poivre noir fraîchement concassé
- 1 oignon jaune
- 2 tasses de pâtes végétaliennes sans gluten non cuites
- Boîte de 15 onces de tomates en dés
- Boîte de 15 onces de cœurs d'artichauts en quartiers
- 19 onces de pois chiches en boîte
- 1,5 tasse de bouillon de légumes
- $\frac{1}{2}$ cuillères à soupe de sel
- $\frac{1}{4}$ bouquet de persil frais haché
- 1 citron frais

INSTRUCTIONS:
a) Placer l'ail dans une grande poêle avec l'huile d'olive.
b) Laisser mijoter pendant 2 minutes ou jusqu'à ce que les légumes soient tendres et parfumés.
c) Dans la poêle, ajoutez le paprika fumé, le cumin, l'origan, le poivre de Cayenne et le poivre noir fraîchement moulu.
d) Incorporer les épices dans l'huile chaude pendant encore une minute.

e) Ajoutez l'oignon coupé en dés dans la poêle.
f) Cuire jusqu'à ce que l'oignon soit tendre et translucide.
g) Ajoutez les pâtes et laissez cuire encore 2 minutes.
h) Égoutter les pois chiches et les cœurs d'artichauts avant de les ajouter dans la poêle avec les dés de tomates, le bouillon de légumes et une demi cuillère à café de sel.
i) Ajoutez le persil dans la poêle, en réservant un peu pour saupoudrer le plat fini.
j) Mélanger tous les ingrédients dans la poêle jusqu'à ce que le tout soit homogène.
k) Portez à ébullition, puis laissez mijoter pendant 20 minutes.
l) Retirez le couvercle, mélangez avec une fourchette et décorez avec le reste de persil haché.
m) Coupez le citron en quartiers et pressez le jus sur chaque portion.

68. Pâtes sans dôme

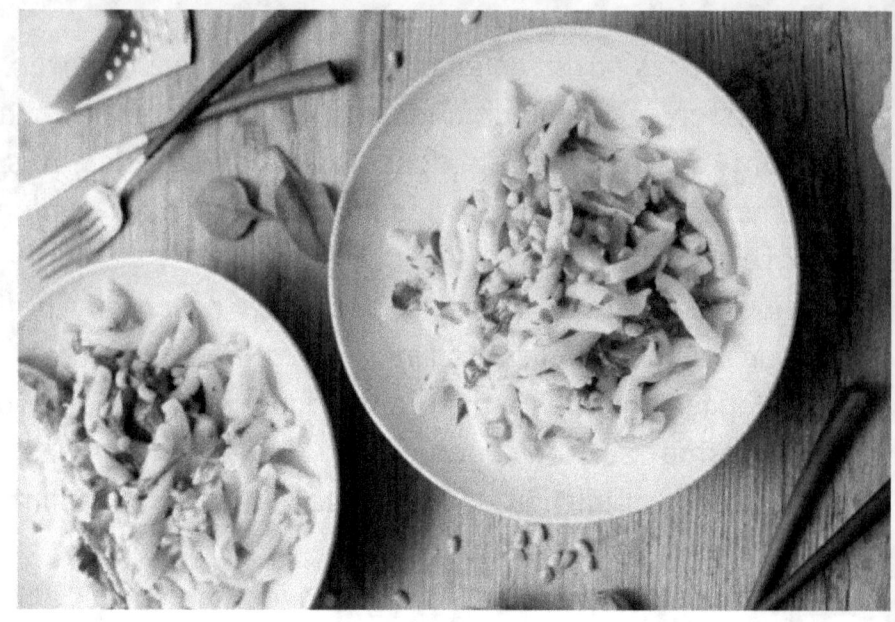

Donne : 4 portions

INGRÉDIENTS :
- 8 onces de pâtes au sarrasin
- Boîte de 14 onces de cœurs d'artichauts, hachés
- 1 poignée de menthe fraîche hachée
- ½ tasse d'oignon vert haché
- 2 cuillères à soupe de graines de tournesol
- 4 cuillères à soupe d'huile d'olive extra vierge

INSTRUCTIONS :
a) Faites bouillir une casserole d'eau.
b) Faites cuire les pâtes pendant 8 à 12 minutes, selon les instructions sur l'emballage.
c) Lorsque les pâtes sont cuites, égouttez-les et placez-les dans un bol.
d) Mélanger les artichauts, la menthe, l'oignon vert et les graines de tournesol dans un bol à mélanger.
e) Arroser d'huile d'olive et mélanger.

69. Risotto au riz brun

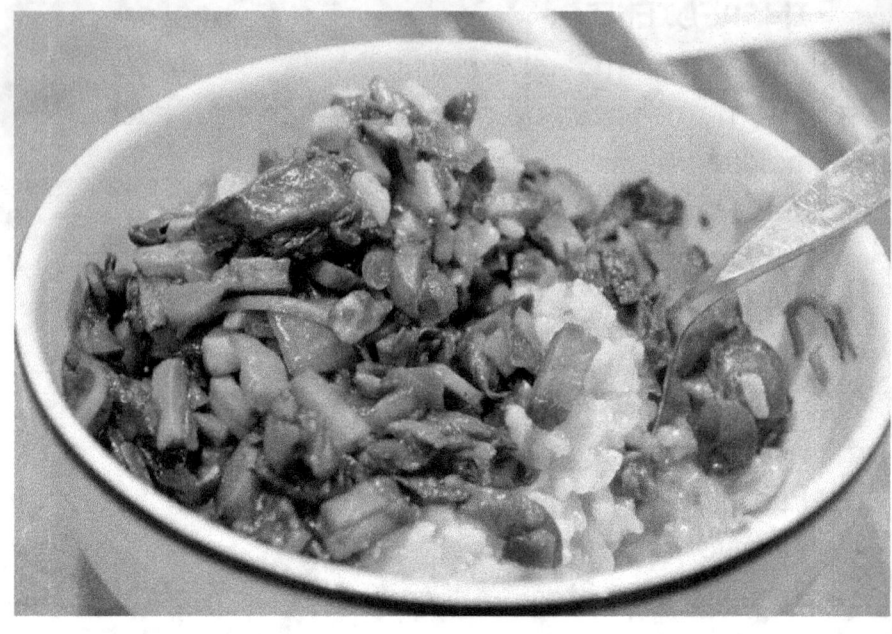

Donne : 4 portions

INGRÉDIENTS:
- 1 cuillère à soupe d'huile d'olive extra vierge
- 2 gousses d'ail, hachées
- 1 tomate, hachée
- 3 poignées de pousses d'épinards
- 1 tasse de champignons, hachés
- 2 tasses de fleurons de brocoli
- Sel et poivre au goût
- 2 tasses de riz brun cuit
- Pincée de safran
  SERVIR
- Parmesan râpé
- Flocons de piment rouge

INSTRUCTIONS:
a) Chauffer l'huile dans une poêle à feu moyen.
b) Faire revenir l'ail jusqu'à ce qu'il commence à devenir doré.
c) Incorporer les tomates, les épinards, les champignons et le brocoli avec du sel et du poivre. cuire jusqu'à ce que les légumes soient tendres.
d) Incorporer le riz et le safran, en laissant le jus de légumes s'imprégner du riz.
e) Servir tiède ou froid, avec du parmesan et des flocons de piment rouge.

70. Taboulé de quinoa hein

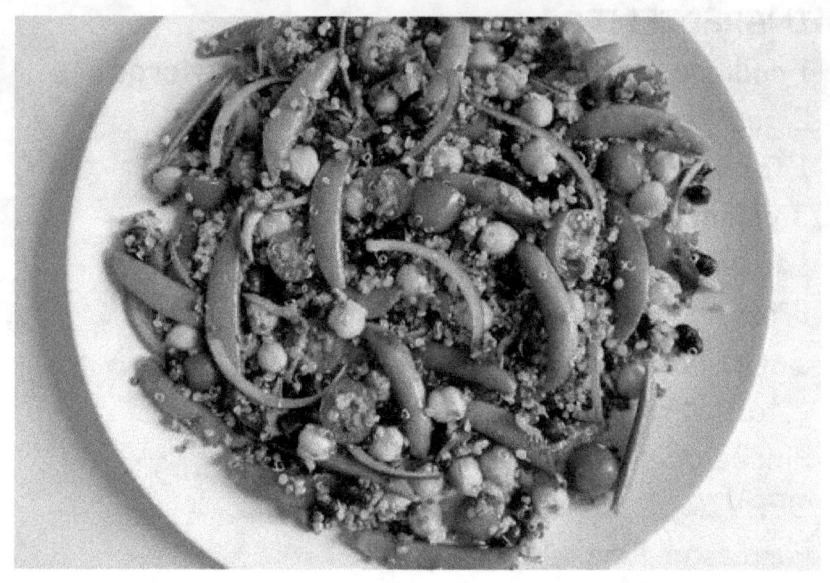

Donne : 2 portions

INGRÉDIENTS:
- ½ tasse de quinoa cuit
- 2 bouquets de persil finement hachés
- ½ oignon blanc, coupé en dés
- 1 tomate, coupée en dés
- 1 cuillère à soupe d'huile d'olive extra vierge
- Jus de 1 citron

INSTRUCTIONS:
a) Mélangez le quinoa, le persil, l'oignon et la tomate dans un bol.
b) Assaisonner avec de l'huile d'olive et du jus de citron.
c) Remuer et déguster.

71. Millet, riz et grenade

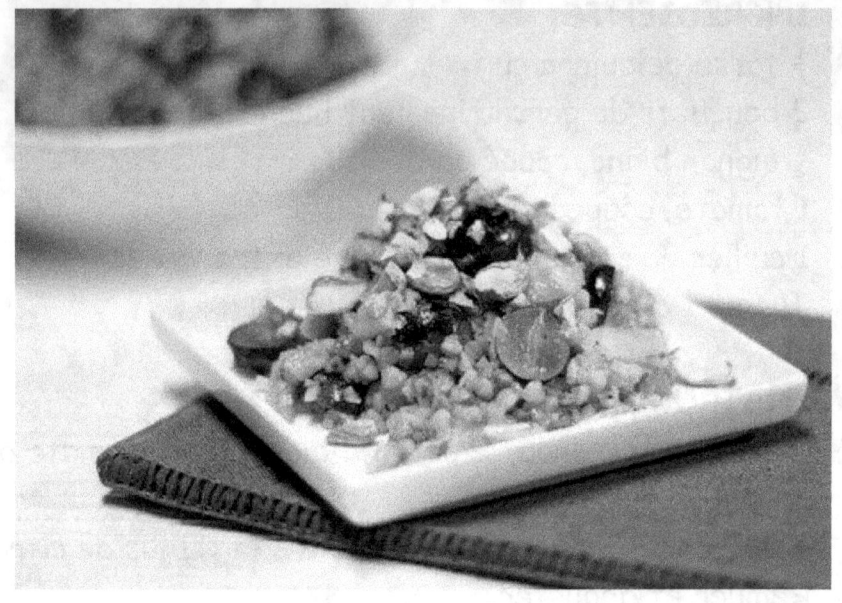

Donne : 2 portions

INGRÉDIENTS :

- 2 tasses de poh mince
- 1 tasse de millet soufflé ou de riz
- 1 tasse de babeurre végétalien
- ½ tasse de morceaux de grenade
- 5-6 feuilles de curry
- ½ cuillère à café de graines de moutarde
- ½ cuillère à café de graines de cumin
- ⅛ cuillère à café d'asafoetida
- 5 cuillères à café d'huile
- Sucre au goût
- Sel au goût
- Noix de coco fraîche ou séchée - râpée
- Feuilles de coriandre fraîche

INSTRUCTIONS :

a) Faites chauffer l'huile puis ajoutez les graines de moutarde.
b) Ajoutez les graines de cumin, l'asafoetida et les feuilles de curry lorsqu'elles éclatent.
c) Placez le poh dans un bol.
d) Incorporer le mélange d'huile et d'épices, le sucre et le sel.
e) Une fois le pohe refroidi, mélangez-le avec le yaourt, la coriandre et la noix de coco.
f) Servir garni de coriandre et de noix de coco.

PLAT PRINCIPAL : CURRY

72. Curry de potiron aux graines épicées

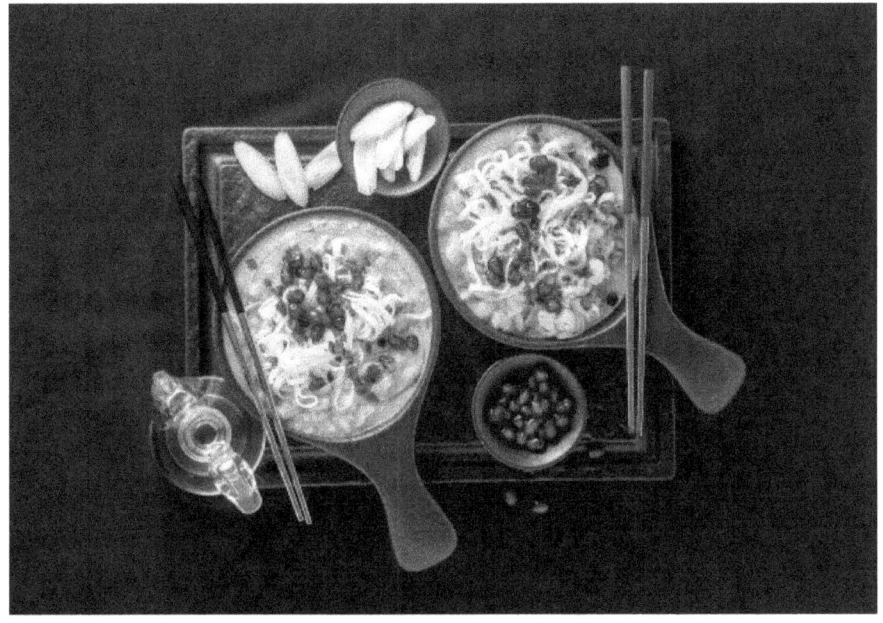

Donne : 4 portions

INGRÉDIENTS :

- 3 tasses de citrouille - coupée en morceaux
- ¼ cuillères à soupe de graines de fenugrec
- ¼ cuillères à soupe de graines de fenouil
- 2 cuillères à soupe d'huile
- Pincer l'asafoetida
- 5-6 feuilles de curry
- ½ cuillère à soupe de gingembre râpé
- Feuilles de coriandre fraîche
- 1 cuillère à soupe de pâte de tamarin
- ½ cuillères à soupe de graines de moutarde
- ½ cuillères à soupe de graines de cumin
- 2 cuillères à soupe - noix de coco sèche et moulue
- 2 cuillères à soupe de cacahuètes moulues grillées
- Sel et cassonade ou jaggery au goût

INSTRUCTIONS :

a) Dans une petite casserole, faites chauffer l'huile et ajoutez les graines de moutarde.
b) Ajoutez le cumin, le fenugrec, l'asafoetida, le gingembre, les feuilles de curry et le fenouil lorsqu'ils éclatent.
c) Faire sauter pendant 30 secondes.
d) Ajouter la citrouille et le sel.
e) Versez la pâte de tamarin ou l'eau contenant la pulpe.
f) Ajoutez le jaggery et la cassonade.

g) Incorporer la noix de coco moulue et la poudre d'arachide.
h) Cuire encore quelques minutes.
i) Garnir de coriandre.

73. Curry de gombo

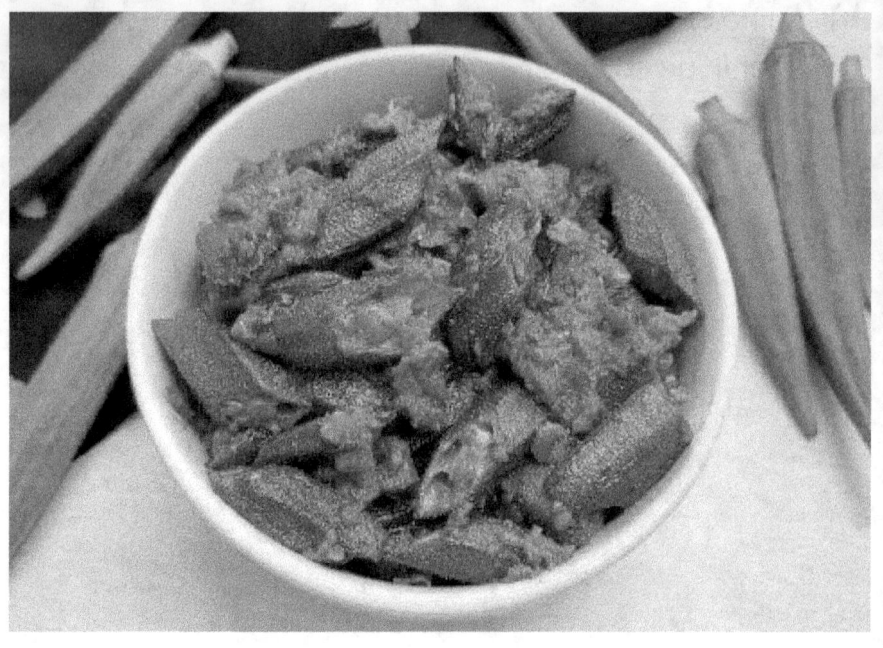

Donne : 4 portions

INGRÉDIENTS :

- 2 tasses de gombo, coupé en morceaux d'un cm
- 2 cuillères à soupe de gingembre râpé
- 1 cuillère à soupe de graines de moutarde
- $\frac{1}{2}$ cuillères à soupe de graines de cumin
- 2 cuillères à soupe d'huile
- Sel au goût
- Pincer l'asafoetida
- 2-3 cuillères à soupe de poudre de cacahuètes grillées
- Feuilles de coriandre

INSTRUCTIONS :

a) Dans une petite casserole, faites chauffer l'huile et ajoutez les graines de moutarde.
b) Quand ils commencent à éclater, ajoutez le cumin, l'asafoetida et le gingembre.
c) Incorporer le gombo et le sel jusqu'à ce qu'il soit tendre.
d) Cuire encore 30 secondes après avoir ajouté la poudre de cacahuète.
e) Garnir de feuilles de coriandre avant de servir.

74. Curry De Légumes À La Noix De Coco

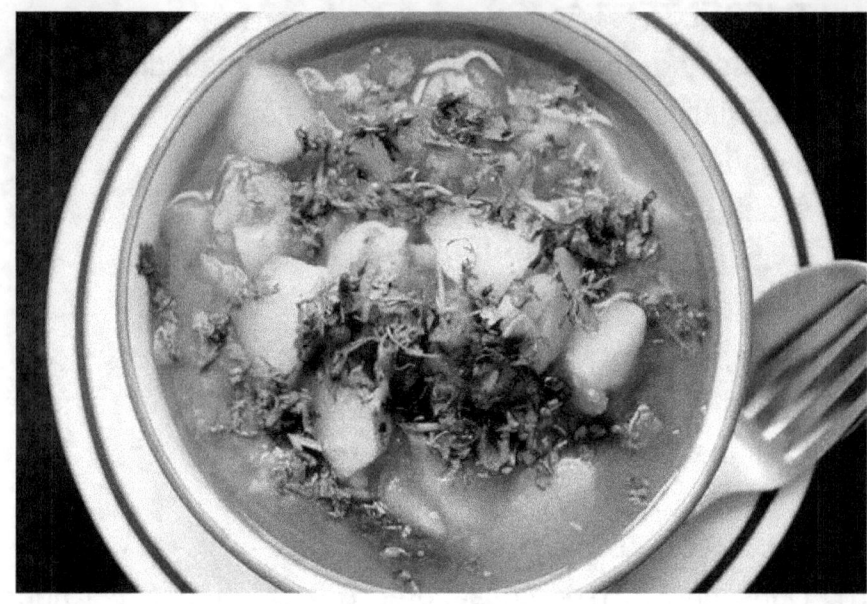

Donne : 4 portions

INGRÉDIENTS:
- Pommes de terre de 2 tailles, coupées en cubes
- 1½ tasse de chou-fleur, coupé en fleurons
- 3 tomates coupées en morceaux
- 1 cuillères à soupe d'huile
- 1 cuillère à soupe de graines de moutarde
- 1 cuillère à soupe de graines de cumin
- 5-6 feuilles de curry
- Pincée de curcuma
- 1 cuillère à soupe de gingembre râpé
- Feuilles de coriandre fraîche
- Sel au goût
- Noix de coco fraîche ou séchée - râpée

INSTRUCTIONS:
a) Faites chauffer l'huile et incorporez les graines de moutarde.
b) Ajouter le reste des épices et cuire 30 secondes.
c) Ajouter le chou-fleur, la tomate et la pomme de terre, ainsi qu'un peu d'eau, couvrir et laisser mijoter jusqu'à tendreté, en remuant de temps en temps.
d) Incorporer la noix de coco, le sel et les feuilles de coriandre.

75. Curry De Légumes De Base

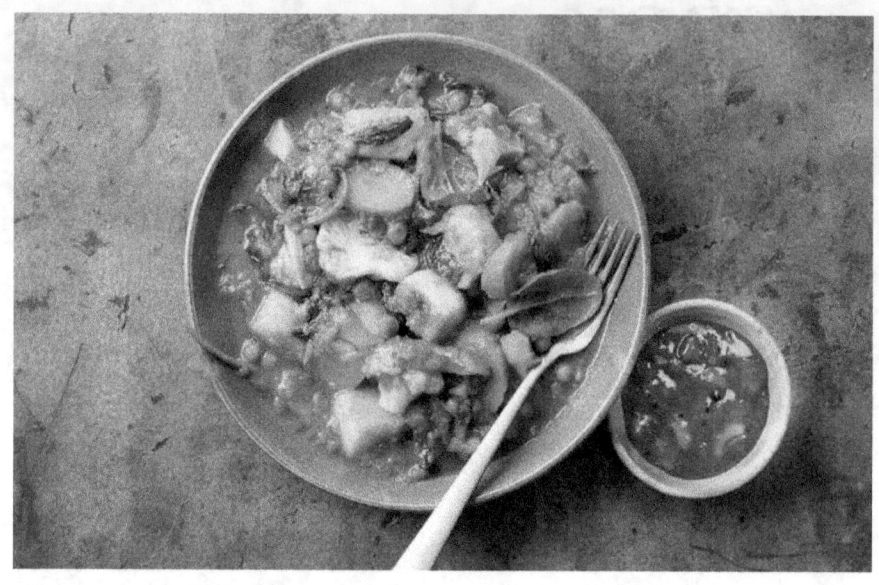

Donne : 4 portions

INGRÉDIENTS:
- 250 g de légumes hachés
- 1 cuillère à café d'huile
- ½ cuillère à café de graines de moutarde
- ½ cuillère à café de graines de cumin
- Pincer l'asafoetida
- 4-5 feuilles de curry
- ¼ cuillère à café de curcuma
- ½ cuillère à café de poudre de coriandre
- Pincée de poudre de chili
- Gingembre râpé
- Feuilles de coriandre fraîche
- Sucre/jagré et sel au goût
- Noix de coco fraîche ou séchée

INSTRUCTIONS:
a) Faites chauffer l'huile et incorporez les graines de moutarde.
b) Ajoutez le cumin, le gingembre et le reste des épices lorsqu'ils éclatent.
c) Ajouter les légumes et cuire jusqu'à tendreté.
d) Ajoutez un peu d'eau, couvrez la casserole et laissez mijoter.
e) Ajoutez le sucre, le sel, la noix de coco et la coriandre une fois les légumes cuits.

76. Curry aux haricots noirs et à la noix de coco

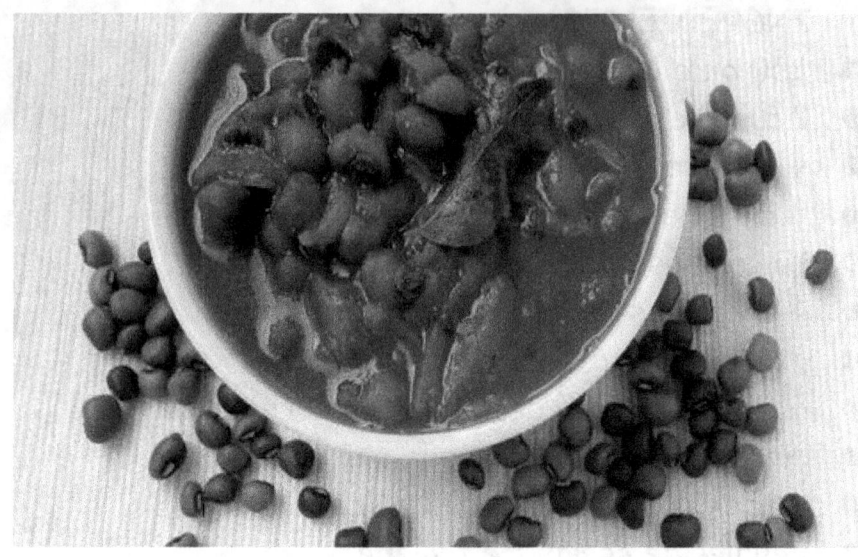

Donne : 4 portions

INGRÉDIENTS :
- ½ tasse de haricots noirs, trempés toute la nuit
- 2 tasses d'eau
- 1 cuillères à soupe d'huile
- 1 cuillères à soupe de graines de moutarde
- 1 cuillères à soupe de graines de cumin
- 1 cuillère à soupe d'asafoetida
- 1 cuillère à soupe de gingembre râpé
- 5-6 feuilles de curry
- 1 cuillères à soupe de curcuma
- 1 cuillère à soupe de poudre de coriandre
- 2 tomates hachées
- 2 cuillères à soupe de poudre de cacahuètes grillées
- Feuilles de coriandre fraîche
- Noix de coco fraîche, râpée
- Sucre et sel au goût

INSTRUCTIONS :
a) Faites cuire les haricots dans une cocotte minute ou dans une casserole sur la cuisinière.
b) Dans une petite casserole, faites chauffer l'huile et ajoutez les graines de moutarde.
c) Ajoutez les graines de cumin, l'asafoetida, le gingembre, les feuilles de curry, le curcuma et la poudre de coriandre lorsqu'elles éclatent.
d) Incorporer la poudre de cacahuètes grillées et les tomates.

e) Ajoutez les haricots et l'eau.
f) Continuez à remuer de temps en temps jusqu'à ce que les aliments soient bien cuits.
g) Assaisonner de sucre et de sel et garnir de feuilles de coriandre et de noix de coco.

77. Curry de chou-fleur et de noix de coco

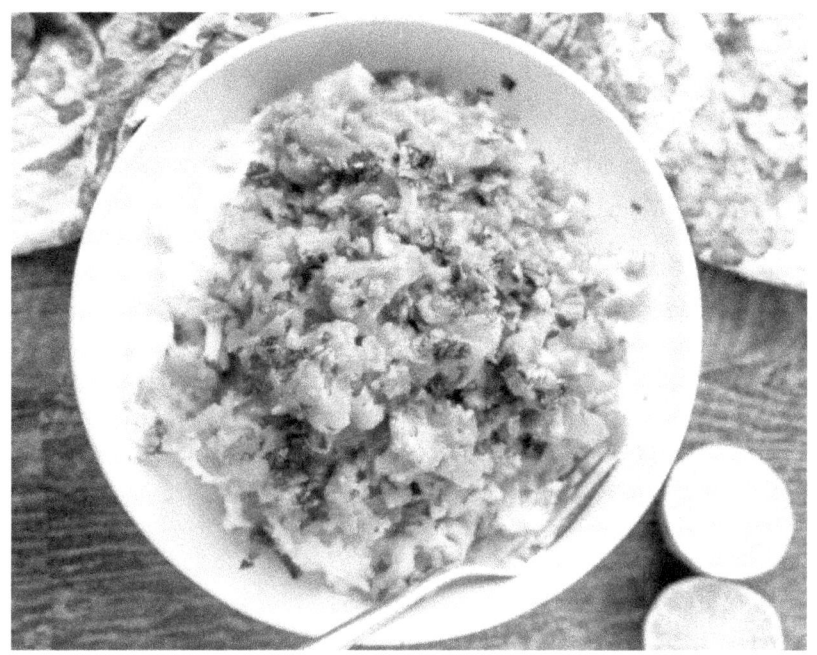

Donne : 4 portions

INGRÉDIENTS :

- 3 tasses de chou-fleur - coupé en fleurons
- 2 tomates - hachées
- 1 cuillère à café d'huile
- 1 cuillère à café de graines de moutarde
- 1 cuillère à café de graines de cumin
- Pincée de curcuma
- 1 cuillère à café de gingembre râpé
- Feuilles de coriandre fraîche
- Sel au goût
- Noix de coco fraîche ou séchée - râpée

INSTRUCTIONS :

a) Faites chauffer l'huile et incorporez les graines de moutarde.
b) Ajouter le reste des épices et cuire 30 secondes.
c) Ajouter les tomates et cuire 5 minutes.
d) Ajouter le chou-fleur et un peu d'eau, couvrir et cuire en remuant de temps en temps jusqu'à ce qu'il soit tendre.
e) Ajoutez la noix de coco, le sel et les feuilles de coriandre.

78. Curry de chou-fleur et de pommes de terre

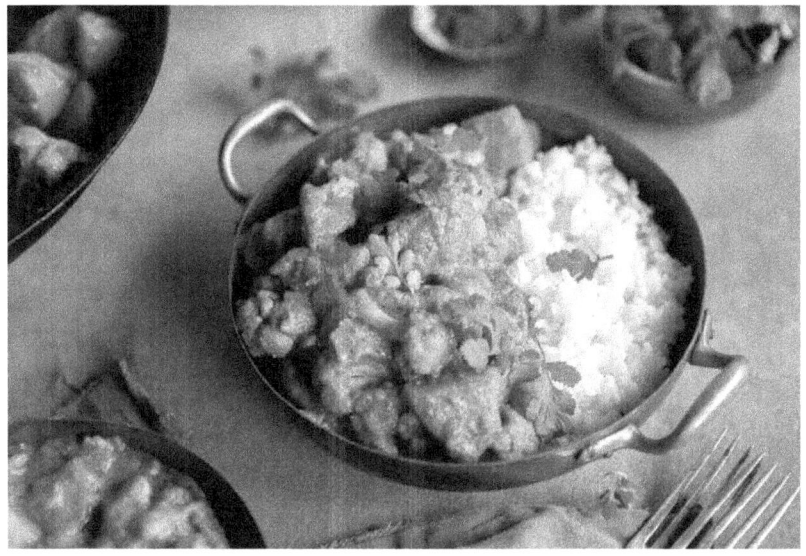

Donne : 4 portions

INGRÉDIENTS:

- 2 tasses de chou-fleur, coupé en fleurons
- Pommes de terre de 2 tailles, coupées en cubes
- 1 cuillère à café d'huile
- 1 cuillère à café de graines de moutarde
- 1 cuillère à café de graines de cumin
- 5-6 feuilles de curry
- Pincée de curcuma
- 1 cuillère à café de gingembre râpé
- Feuilles de coriandre fraîche
- Sel au goût
- Noix de coco fraîche ou séchée - râpée
- Jus de citron - au goût

INSTRUCTIONS:

a) Faites chauffer l'huile et incorporez les graines de moutarde.
b) Ajouter le reste des épices et cuire 30 secondes.
c) Ajouter le chou-fleur et la pomme de terre, ainsi qu'un peu d'eau, couvrir et laisser mijoter jusqu'à ce qu'ils soient presque cuits, en remuant de temps en temps.
d) Découvrez et faites cuire jusqu'à ce que les légumes soient tendres et que l'eau se soit évaporée.
e) Incorporer la noix de coco, le sel, les feuilles de coriandre et le jus de citron.

79. Curry de pommes de terre, chou-fleur et tomates

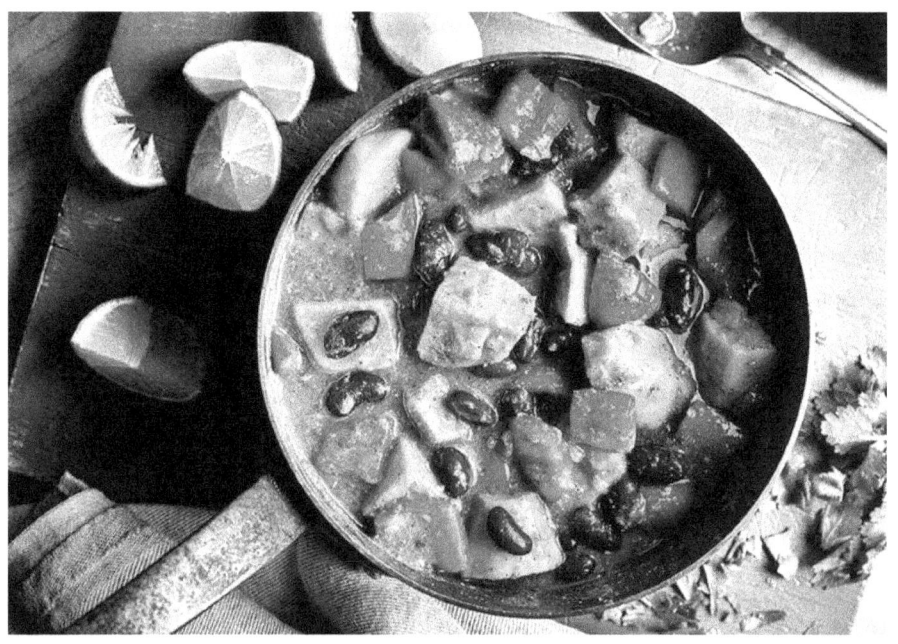

Donne : 3-4 portions

INGRÉDIENTS:
- 2 pommes de terre, coupées en cubes
- 1½ tasse de chou-fleur, coupé en fleurons
- 3 tomates coupées en morceaux
- 1 cuillère à café d'huile
- 1 cuillère à café de graines de moutarde
- 1 cuillère à café de graines de cumin
- 6 feuilles de curry
- Pincée de curcuma
- 1 cuillère à café de gingembre râpé
- Feuilles de coriandre fraîche
- Sel au goût
- Noix de coco fraîche ou séchée - râpée

INSTRUCTIONS:
a) Faites chauffer l'huile et incorporez les graines de moutarde.
b) Ajouter le reste des épices et cuire 30 secondes.
c) Laisser mijoter en remuant de temps en temps.
d) Ajoutez le chou-fleur, la tomate, la pomme de terre et l'eau.
e) Terminez avec la noix de coco, le sel et les feuilles de coriandre.

80. Curry de légumes et de lentilles

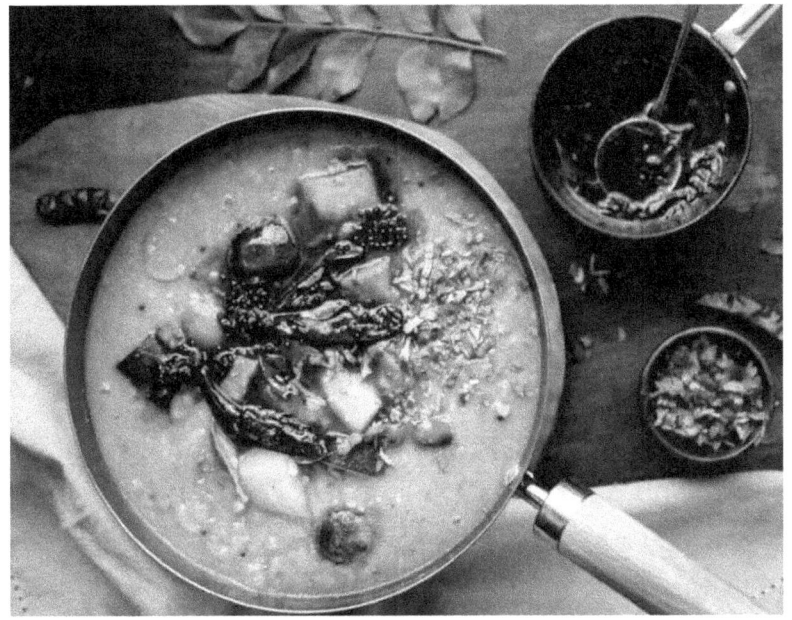

Donne : 4 portions

INGRÉDIENTS :
- ¼ tasse de toor ou mungo dal
- ½ tasse de légumes - tranchés
- 1 tasse d'eau
- 2 cuillères à café d'huile
- ½ cuillère à café de graines de cumin
- ½ cuillère à café de gingembre râpé
- 5-6 feuilles de curry
- 2 tomates - hachées
- Citron ou tamarin au goût
- Jaggery au goût
- ½ sel ou au goût
- Sambhar Masala
- Feuilles de coriandre
- Noix de coco fraîche ou séchée

INSTRUCTIONS :
a) Dans une cocotte minute, cuire le toor dal et les légumes pendant 20 minutes.
b) Faites chauffer l'huile dans une poêle séparée et ajoutez les graines de cumin, le gingembre et les feuilles de curry.
c) Cuire 34 minutes après avoir ajouté les tomates.
d) Ajouter les mélanges de sambhar masala et de dal de légumes.
e) Portez à ébullition pendant une minute, puis ajoutez le tamarin ou le citron, le jaggery et le sel.

f) Faire bouillir encore 23 minutes.
g) Garnir de noix de coco et de coriandre.

81. Curry De Tomates

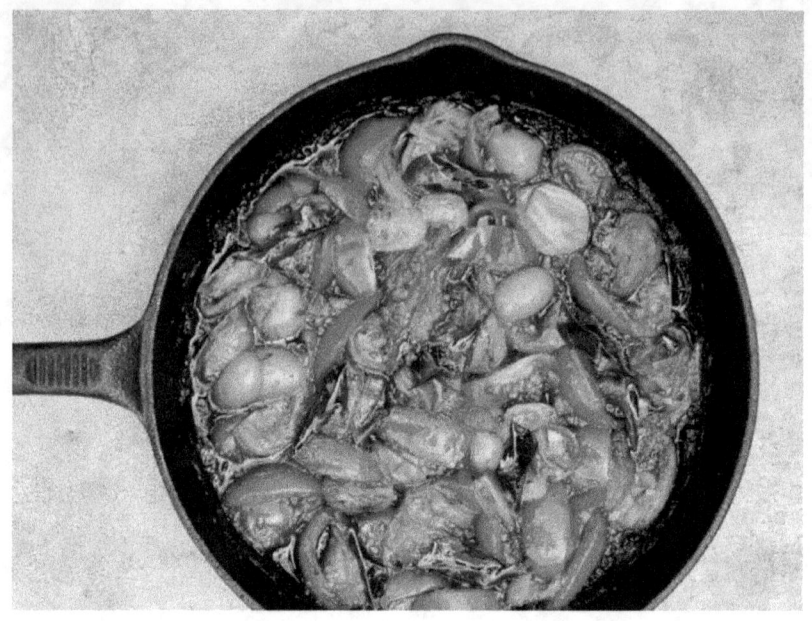

Donne : 4 portions

INGRÉDIENTS:

- 250 g de tomates hachées
- 1 cuillère à café d'huile
- ½ cuillère à café de graines de moutarde
- ½ cuillère à café de graines de cumin
- 4-5 feuilles de curry
- Pincée de curcuma
- Pincer l'asafoetida
- 1 cuillère à café de gingembre râpé
- 1 pomme de terre - cuite et écrasée
- 1 à 2 cuillères à soupe de poudre de cacahuètes grillées
- 1 cuillère à soupe de noix de coco sèche
- Sucre et sel pour le goût
- Feuilles de coriandre

INSTRUCTIONS:

a) Dans une petite casserole, faites chauffer l'huile et ajoutez les graines de moutarde.
b) Ajoutez le cumin, les feuilles de curry, le curcuma, l'asafoetida et le gingembre.
c) Ajoutez la tomate et remuez de temps en temps jusqu'à ce qu'elle soit cuite.
d) Ajoutez la purée de pommes de terre, la poudre de cacahuètes grillées, le sucre, le sel et la noix de coco.
e) Cuire encore 1 minute.
f) Garnir de feuilles de coriandre fraîche et servir.

82. Curry de courge blanche

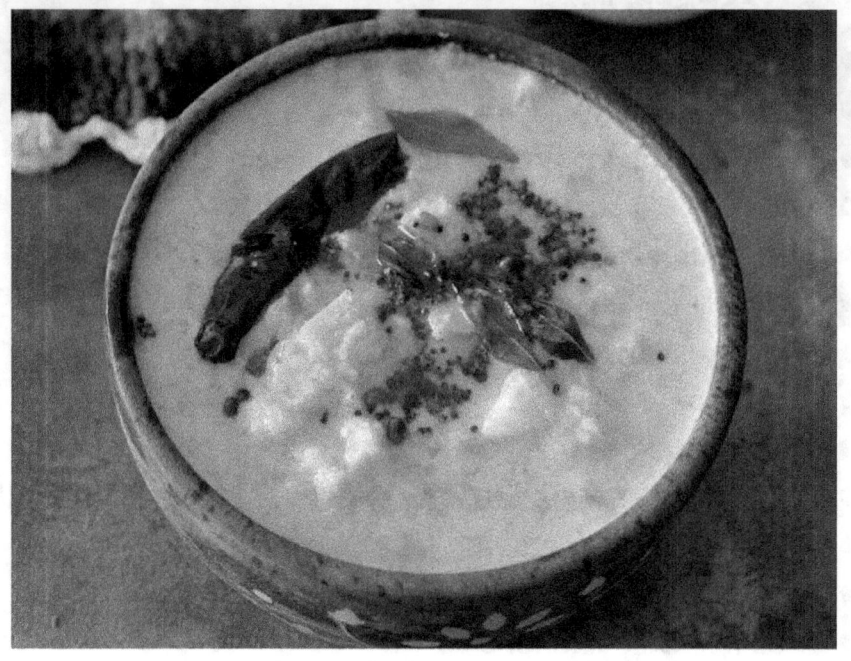

Donne : 4 portions

INGRÉDIENTS :
- 250 g de courge blanche
- 1 cuillère à café d'huile
- ½ cuillère à café de graines de moutarde
- ½ cuillère à café de graines de cumin
- 4-5 feuilles de curry
- Pincée de curcuma
- Pincer l'asafoetida
- 1 cuillère à café de gingembre râpé
- 1 à 2 cuillères à soupe de poudre de cacahuètes grillées
- Cassonade et sel au goût

INSTRUCTIONS :
a) Dans une petite casserole, faites chauffer l'huile et ajoutez les graines de moutarde.
b) Ajoutez le cumin, les feuilles de curry, le curcuma, l'asafoetida et le gingembre.
c) Ajoutez le potiron blanc et un peu d'eau, couvrez et faites cuire en remuant de temps en temps jusqu'à ce que le potiron soit tendre.
d) Cuire encore une minute après avoir ajouté la poudre de cacahuètes grillées, le sucre et le sel.

83. Melon d'hiver au curry

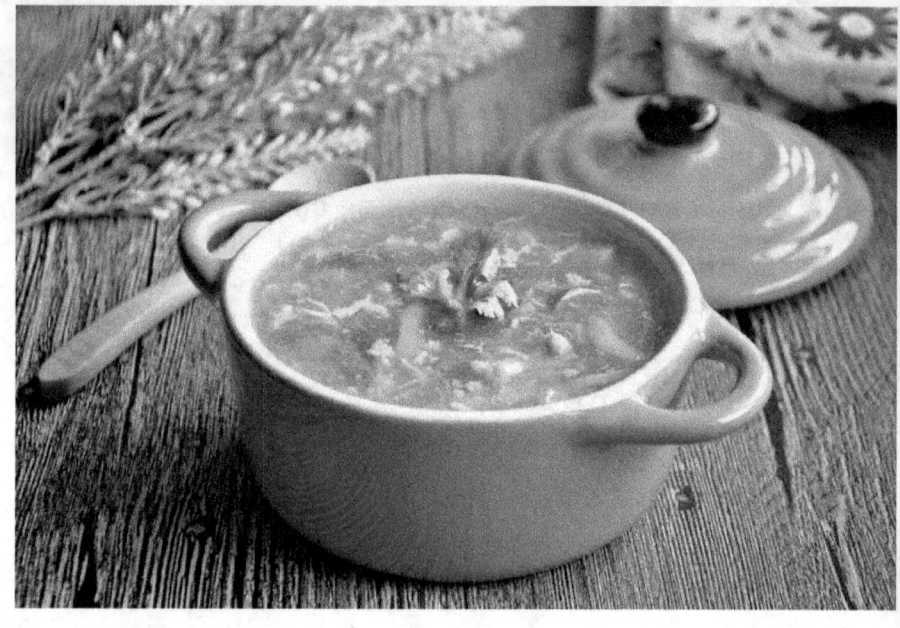

Donne : 3 portions

INGRÉDIENTS :
- 2 cuillères à soupe d'huile
- ½ cuillère à café d'asafoetida
- 1 cuillère à café de graines de cumin
- ½ cuillère à café de poudre de curcuma
- 1 melon d'hiver, avec la peau, coupé en dés
- 1 tomate, coupée en dés

INSTRUCTIONS :
a) Faites chauffer l'huile dans une poêle profonde et épaisse à feu moyen.
b) Ajoutez l'asafoetida, le cumin et le curcuma et laissez cuire 30 secondes ou jusqu'à ce que les graines grésillent.
c) Ajoutez le melon d'hiver.
d) Ajoutez la tomate et laissez mijoter 15 minutes.
e) Retirez la casserole du feu.
f) Ajustez le couvercle pour couvrir complètement la casserole et laissez reposer 10 minutes.

84. Curry inspiré du Sambhar sur la cuisinière

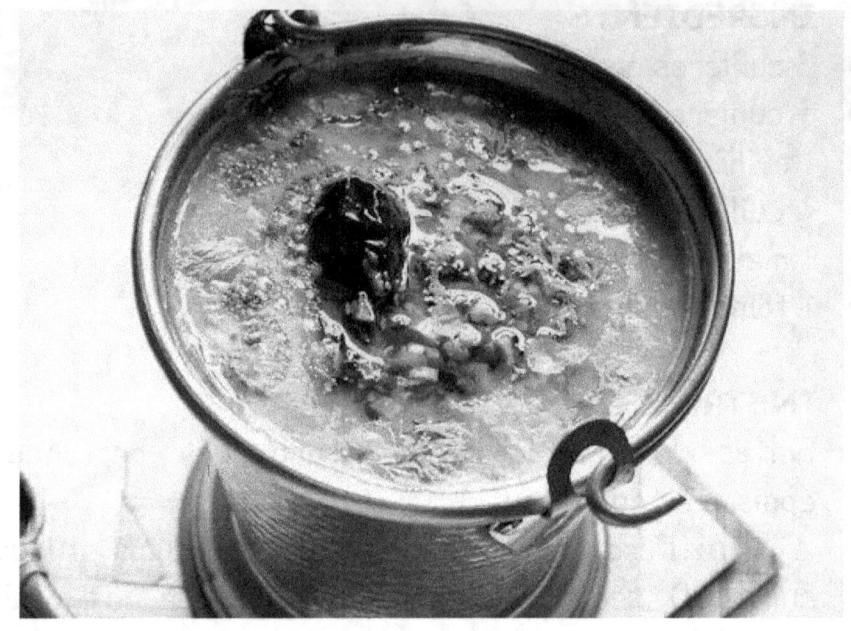

Donne : 9

INGRÉDIENTS:
- 2 tasses de haricots ou de lentilles cuits
- 9 tasses d'eau
- 1 pomme de terre, pelée et coupée en dés
- 1 cuillère à café de pâte de tamarin
- 5 tasses de légumes, coupés en dés et coupés en julienne
- 2 cuillères à soupe de Sambhar Masala
- 1 cuillère à soupe d'huile
- 1 cuillère à café de poudre d'asafoetida
- 1 cuillère à soupe de graines de moutarde noire
- 5 à 8 piments rouges entiers séchés, hachés grossièrement
- 8 à 10 feuilles de curry fraîches, hachées grossièrement
- 1 cuillère à café de poudre de piment rouge ou de poivre de Cayenne
- 1 cuillère à soupe de gros sel marin

INSTRUCTIONS:
a) Mélangez les haricots ou les lentilles, l'eau, la pomme de terre, le tamarin, les légumes et le Sambhar Masala dans une casserole à feu moyen.
b) Porter à ébullition.
c) Laisser mijoter pendant 15 minutes ou jusqu'à ce que les légumes fanent et ramollissent.
d) Faites chauffer l'huile dans une poêle à feu moyen.
e) Ajoutez l'asafoetida et les graines de moutarde.

f) Dès que les graines commencent à éclater, ajoutez les piments rouges et les feuilles de curry.
g) Cuire encore 2 minutes en remuant fréquemment.
h) Lorsque les feuilles de curry commencent à dorer et à s'enrouler, ajoutez-les aux lentilles.
i) Cuire encore 5 minutes.
j) Ajoutez le sel et la poudre de piment rouge.

85. Haricots et lentilles au curry punjabi

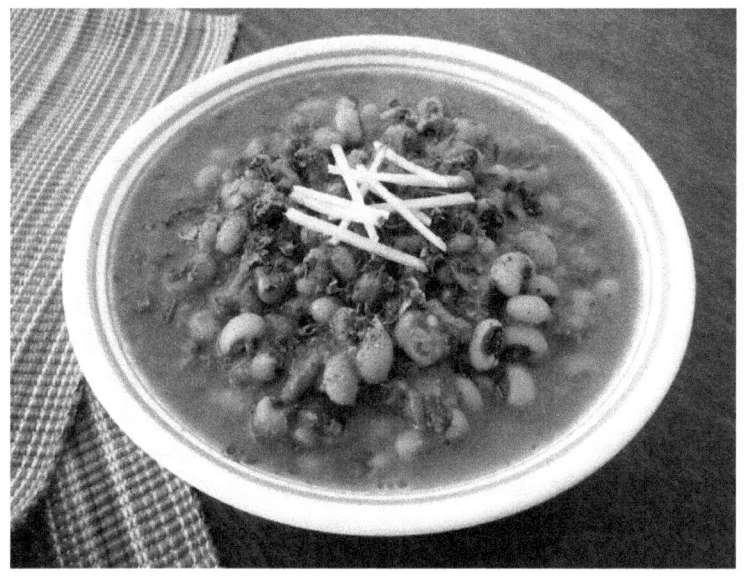

Donne : 7

INGRÉDIENTS :
- 1 oignon jaune ou rouge, pelé et haché grossièrement
- 1 morceau de racine de gingembre, pelée et hachée grossièrement
- 4 gousses d'ail, pelées et parées
- 2 à 4 piments verts thaï, serrano ou cayenne
- 2 cuillères à soupe d'huile
- ½ cuillère à café d'asafoetida
- 2 cuillères à café de graines de cumin
- 1 cuillère à café de poudre de curcuma
- 1 bâton de cannelle
- 2 clous de girofle entiers
- 1 gousse de cardamome noire
- 2 tomates pelées et coupées en dés
- 2 cuillères à soupe de concentré de tomate
- 2 tasses de lentilles cuites
- 2 tasses de haricots cuits
- 2 tasses d'eau
- 2 cuillères à café de gros sel marin
- 2 cuillères à café de garam masala
- 1 cuillère à café de poudre de piment rouge ou de poivre de Cayenne
- 2 cuillères à soupe de coriandre fraîche hachée

INSTRUCTIONS :
a) Mélangez l'oignon, la racine de gingembre, l'ail et les piments en une pâte aqueuse dans un robot culinaire.

b) Faites chauffer l'huile dans une poêle profonde et épaisse à feu moyen.
c) Ajoutez l'asafoetida, le cumin, le curcuma, la cannelle, les clous de girofle et la cardamome dans la poêle.
d) Cuire 30 secondes ou jusqu'à ce que le mélange grésille.
e) Ajoutez lentement la pâte d'oignon.
f) Cuire jusqu'à ce qu'il soit doré, environ 2 minutes, en remuant de temps en temps.
g) Ajouter les tomates, la pâte de tomates, les lentilles et les haricots, l'eau, le sel, le garam masala et le piment rouge.
h) Portez le mélange à ébullition, puis réduisez à feu doux et poursuivez la cuisson 10 minutes.
i) Retirez toutes les épices.
j) Servir avec de la coriandre.

86. Curry aux épinards, courges et tomates

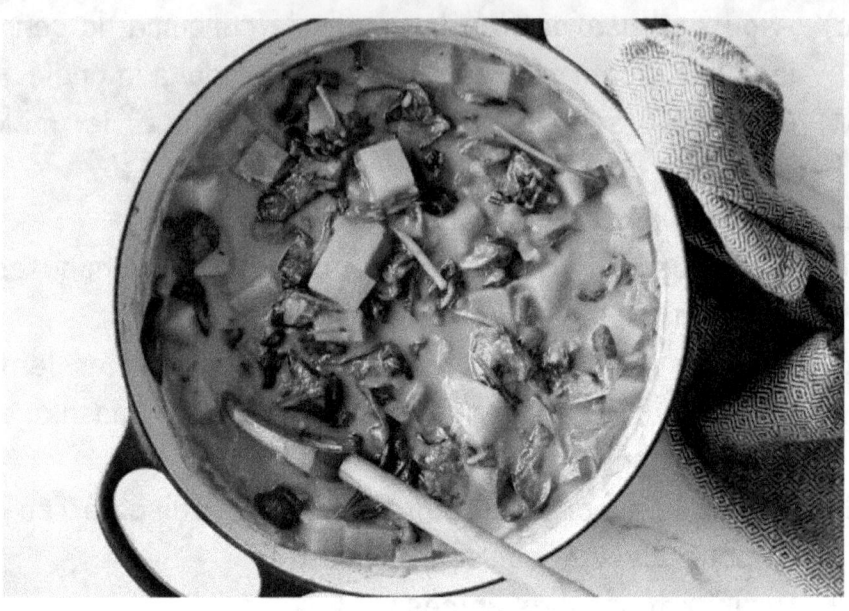

Donne : 4

INGRÉDIENTS:
- 2 cuillères à soupe d'huile de coco vierge ou non raffinée
- ½ oignon jaune moyen, coupé en dés
- 3 gousses d'ail, émincées
- 2 cuillères à soupe de gingembre émincé
- 2 cuillères à café de poudre de curry jaune, épices douces
- 1 cuillère à café de coriandre moulue
- ¾ cuillère à café de flocons de piment rouge, voir la note sur les épices
- 4 tasses de courge musquée en dés, coupée en dés
- Boîte de 14 onces de tomates concassées rôties au feu
- ⅔ tasse de lait de coco entier
- ¾ tasse d'eau
- 1 cuillère à café de sel casher
- 4 à 5 tasses de pousses d'épinards
- 4 à 5 tasses de riz brun cuit

INSTRUCTIONS:
a) Faites chauffer une casserole à feu moyen-vif. Ajoutez l'huile de coco, puis ajoutez les oignons. Faites cuire les oignons pendant environ 2 minutes, jusqu'à ce qu'ils commencent à ramollir. Ajouter l'ail et le gingembre et cuire encore une minute.
b) Ajoutez la poudre de curry, la coriandre et les flocons de piment rouge et remuez.

c) Ajoutez les dés de courge musquée, les tomates concassées, le lait de coco, l'eau et le sel.
d) Couvrez la casserole avec le couvercle et portez le tout à ébullition.
e) Réduisez le feu à moyen et laissez mijoter la courge pendant 15 minutes.
f) Au bout de 15 minutes, percez un morceau de courge butternut avec une fourchette pour voir si la courge est tendre.
g) Éteignez le feu. Ajoutez les pousses d'épinards et remuez le curry jusqu'à ce que les épinards commencent à flétrir.
h) Servez le curry dans des bols avec un accompagnement de riz brun ou de vos céréales préférées.
i) Garnir de cacahuètes hachées, si désiré.

DESSERTS

87. Mousse de caroube à l'avocat

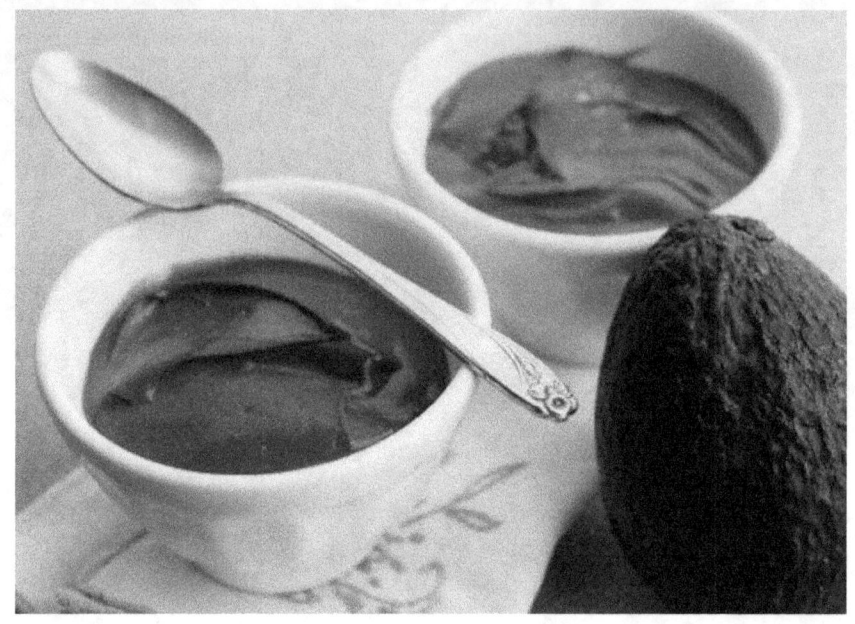

Donne : 1 portion

INGRÉDIENTS:
- 1 cuillère à soupe d'huile de coco fondue
- ½ tasse d'eau
- 5 rendez-vous
- 1 cuillère à soupe de poudre de caroube
- ½ cuillère à café de gousse de vanille moulue 1 avocat
- ¼ tasse de framboises, fraîches ou surgelées et décongelées

INSTRUCTIONS:
a) Dans un robot culinaire, mélanger l'eau et les dattes.
b) Incorporer l'huile de noix de coco, la poudre de caroube et la gousse de vanille moulue.
c) Ajoutez l'avocat et mélangez quelques secondes.
d) Servir avec des framboises dans un bol.

88. Mûrier épicé et pommes

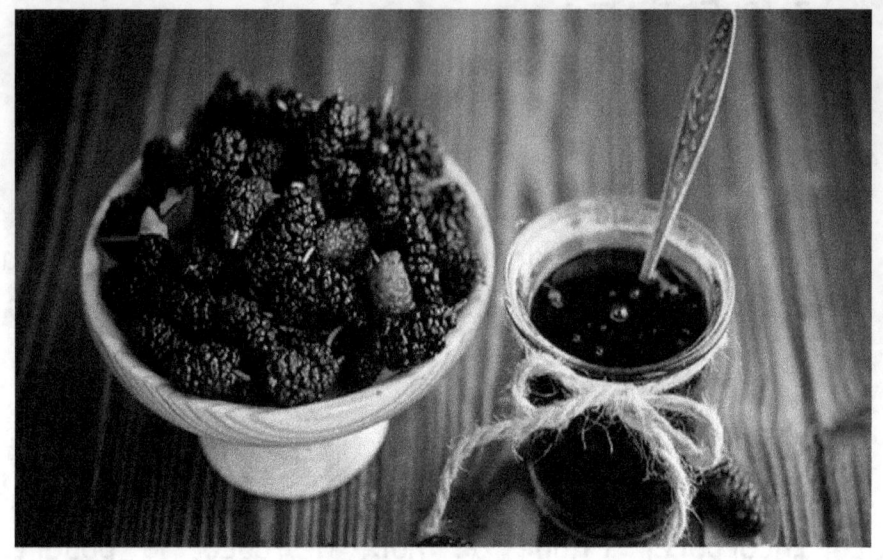

Donne : 2 portions

INGRÉDIENTS :
- ½ cuillère à café de cardamome
- 2 pommes
- 1 cuillère à café de cannelle
- 4 cuillères à soupe de mûres

INSTRUCTIONS :
a) Râpez grossièrement les pommes et mélangez-les avec les épices.
b) Ajoutez les mûres et laissez reposer une demi-heure avant de servir.

89. Gâteau aux carottes acidulé

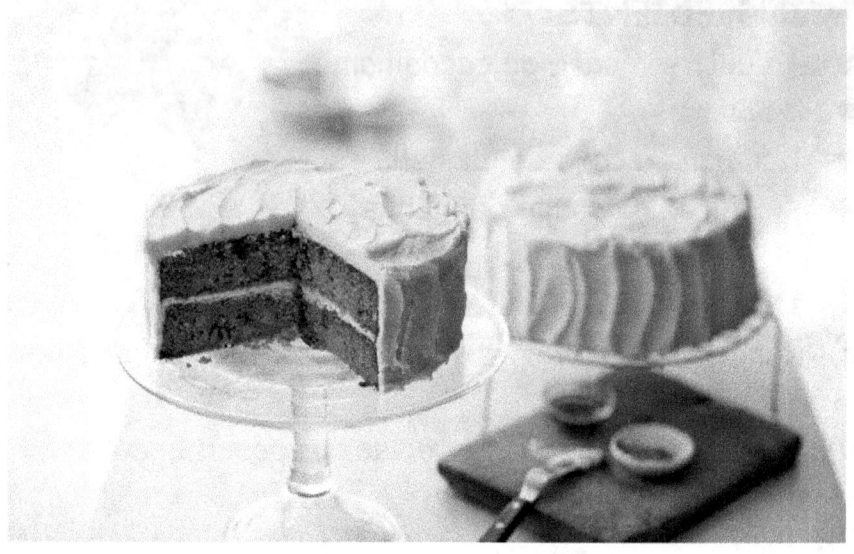

Donne : 4

INGRÉDIENTS:
- ¼ tasse d'huile de coco, fondue
- 6 carottes
- 2 pommes rouges
- 1 cuillère à café de gousse de vanille moulue
- 4 nouvelles dates
- 1 cuillère à soupe de jus de citron, le zeste d'un citron finement râpé
- 1 tasse de baies de goji

INSTRUCTIONS:
a) Coupez les carottes en morceaux et passez-les au robot culinaire jusqu'à ce qu'elles soient grossièrement hachées.
b) Incorporer la pomme coupée en morceaux.
c) Ajouter le reste des ingrédients et mélanger jusqu'à ce que le tout soit bien mélangé.
d) Disposer la pâte sur une assiette et réfrigérer plusieurs heures avant de servir.
e) Garnir de baies de goji.

90. Crème de canneberge

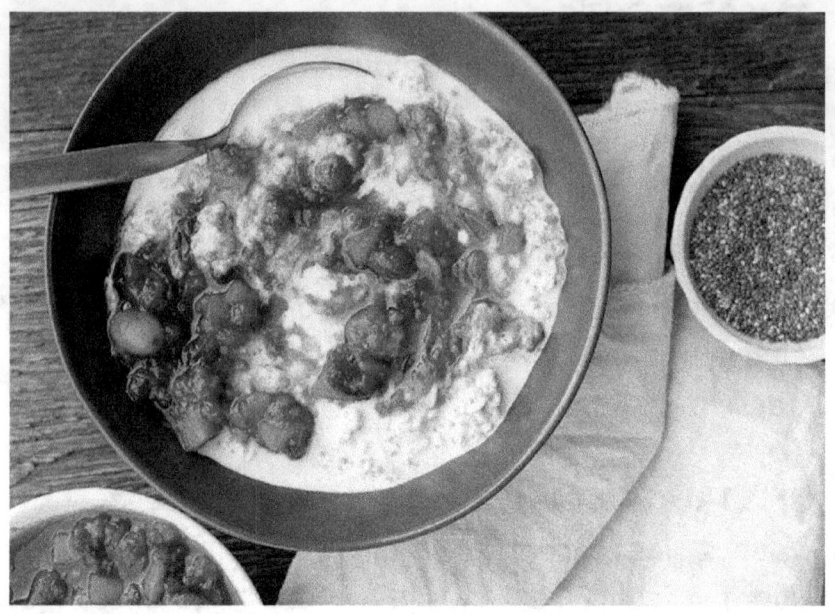

Donne : 1 portion

INGRÉDIENTS :
- Un avocat
- $1\frac{1}{2}$ tasse de canneberges, trempées
- 2 cuillères à café de jus de citron
- $\frac{1}{2}$ tasse de framboises, fraîches ou surgelées

INSTRUCTIONS :
a) Mélangez l'avocat, la canneberge et le jus de citron.
b) Ajoutez de l'eau si nécessaire pour obtenir une consistance crémeuse.
c) Placer dans un bol et garnir de framboises.

91. à la banane, au granola et aux baies

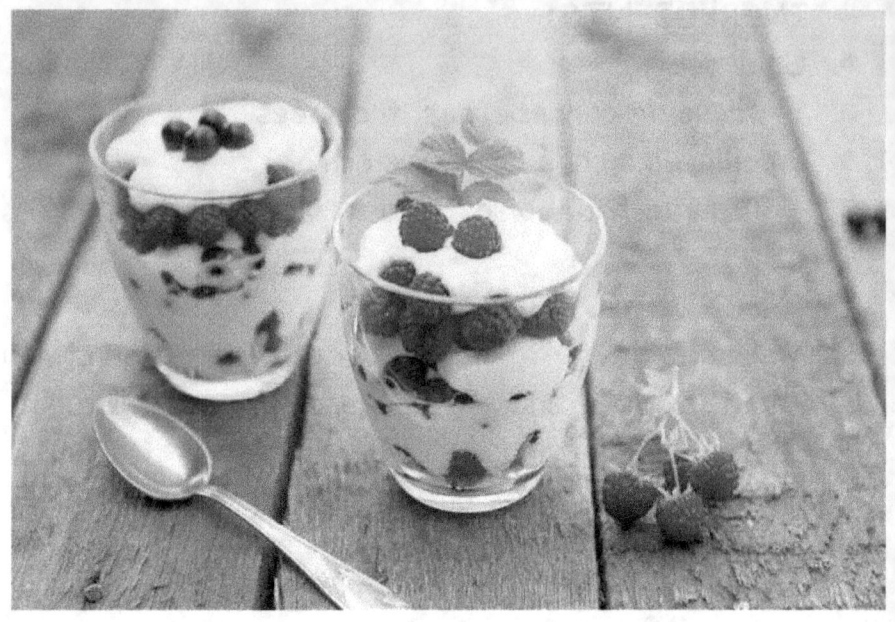

Donne : 2

INGRÉDIENTS:
- 1 cuillère à soupe de sucre glace
- $\frac{1}{4}$ tasse de granola faible en gras
- 1 tasse de fraises tranchées
- 1 banane
- 12 onces de yaourt végétalien à l'ananas
- 2 cuillères à café d'eau chaude
- 1 cuillère à soupe de cacao non sucré

INSTRUCTIONS:
a) Disposez du yaourt végétalien, des tranches de fraises, des tranches de banane et du granola dans deux verres à parfait.
b) Mélanger le cacao, le sucre glace et l'eau jusqu'à consistance lisse.
c) Bruine sur chaque parfait.

92. Croustillant aux myrtilles et aux pêches

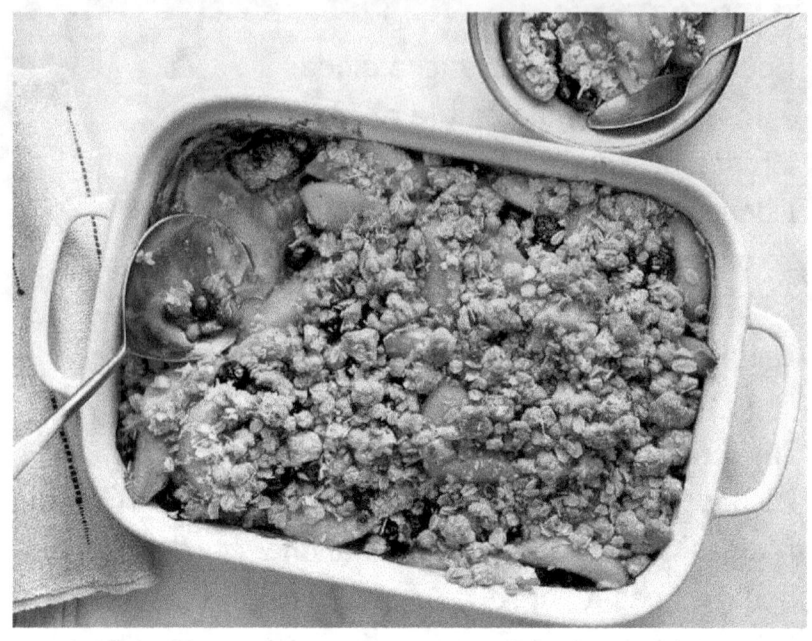

Donne : 8

INGRÉDIENTS:
- 6 tasses de pêches fraîches, pelées et tranchées
- 2 tasses de bleuets frais
- ⅓ tasse plus ¼ tasse de cassonade claire
- 2 cuillères à soupe de farine d'amande
- 2 cuillères à café de cannelle, divisées _
- 1 tasse de flocons d'avoine sans gluten
- 3 cuillères à soupe de margarine à l'huile de maïs

INSTRUCTIONS:
a) Préchauffer le four à 350 degrés Fahrenheit.
b) Mélanger les myrtilles et pêches dans un plat allant au four.
c) Mélangez ⅓ tasse de cassonade, la farine d'amande et 1 cuillère à café de cannelle.
d) Incorporer les pêches et les myrtilles pour combiner.
e) Mélangez les flocons d'avoine sans gluten, le reste de la cassonade et le reste de la cannelle.
f) Incorporer la margarine jusqu'à ce qu'elle soit friable, puis saupoudrer sur les fruits.
g) Cuire au four pendant 25 minutes.

93. Gruau Brûlée

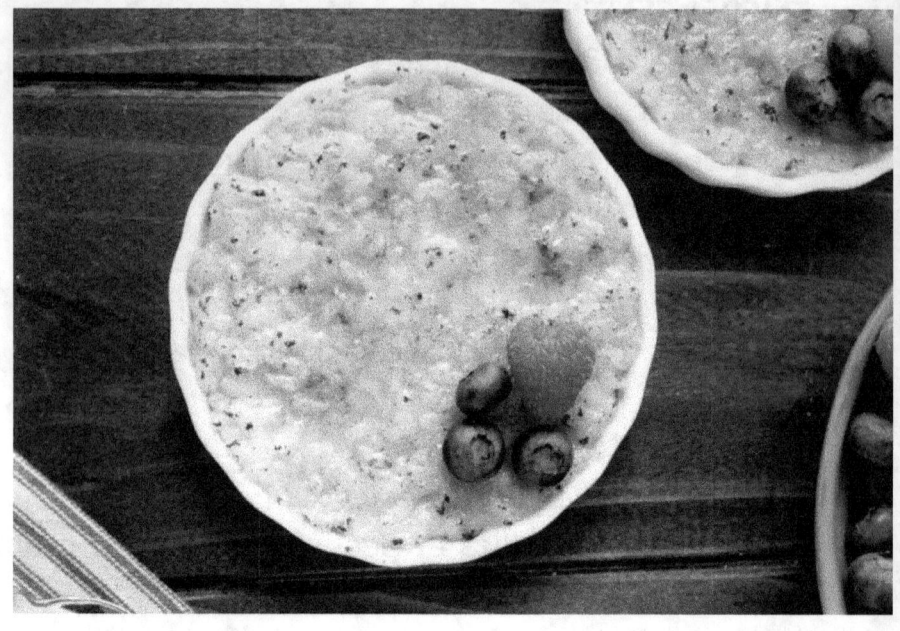

Donne : 6 portions

INGRÉDIENTS:
- 3 ¼ tasses de lait d'amande
- 2 tasses de flocons d'avoine sans gluten
- 1 cuillère à café d'extrait de vanille
- 1 cuillère à café de cannelle
- 1 tasse de framboises ou de baies de votre choix
- 2 cuillères à soupe de noix hachées
- 2 cuillères à soupe de cassonade

INSTRUCTIONS:
a) Préchauffer le four à 350 °F et tapisser les moules à muffins.
b) Portez à ébullition le lait d'amande dans une casserole ; incorporer les flocons d'avoine et couvrir pendant 5 minutes.
c) Ajouter la vanille et la cannelle et mélanger.
d) Remplissez chaque moule à muffins à moitié avec des flocons d'avoine.
e) Réfrigérer pendant 20 minutes.
f) Garnir chaque tasse de flocons d'avoine de baies, de noix et de cassonade.
g) Griller jusqu'à ce qu'ils soient dorés, environ 1 minute.

94. Granita aux petits fruits assortis

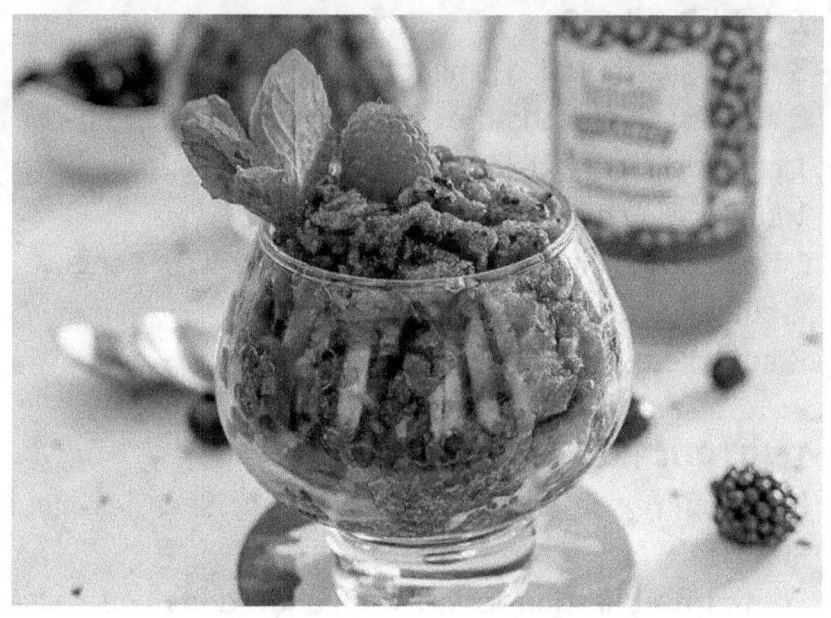

Donne : 4

INGRÉDIENTS:
- ½ tasse de fraises fraîches, pelées et tranchées
- ½ tasse de framboises fraîches
- ½ tasse de bleuets frais
- ½ tasse de mûres fraîches
- 1 cuillère à soupe de sirop d'érable
- 1 cuillère à soupe de jus de citron frais
- 1 tasse de glaçons concassés

INSTRUCTIONS:
a) Placez les baies, le sirop d'érable, le jus de citron et les glaçons dans un mélangeur à haute vitesse et mélangez à haute vitesse jusqu'à consistance lisse.
b) Transférez le mélange de baies dans un plat allant au four, étalez-le uniformément et congelez pendant 30 minutes.
c) Sortez du congélateur et remuez complètement le granité avec une fourchette.
d) Congeler pendant 2 heures en remuant toutes les 30 minutes.

95. Glace végétalienne à la citrouille non sucrée

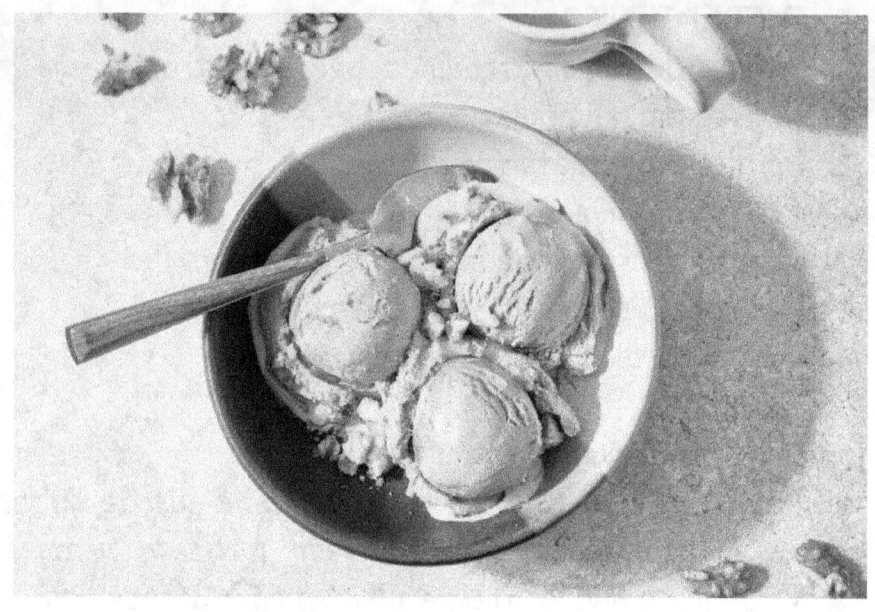

Donne : 6

INGRÉDIENTS:
- 15 onces de purée de citrouille maison
- ½ tasse de dattes dénoyautées et hachées
- Deux boîtes de 14 onces de lait de coco non sucré
- ½ cuillère à café d'extrait de vanille bio
- 1½ cuillères à café d'épices pour tarte à la citrouille
- ½ cuillère à café de cannelle moulue

INSTRUCTIONS:
a) Mélanger tous les ingrédients jusqu'à consistance lisse.
b) Geler _ pendant 2 heures maximum .
c) Verser dans une sorbetière et mixer .
d) Congeler encore 2 heures avant de servir.

96. Crème fruitée glacée

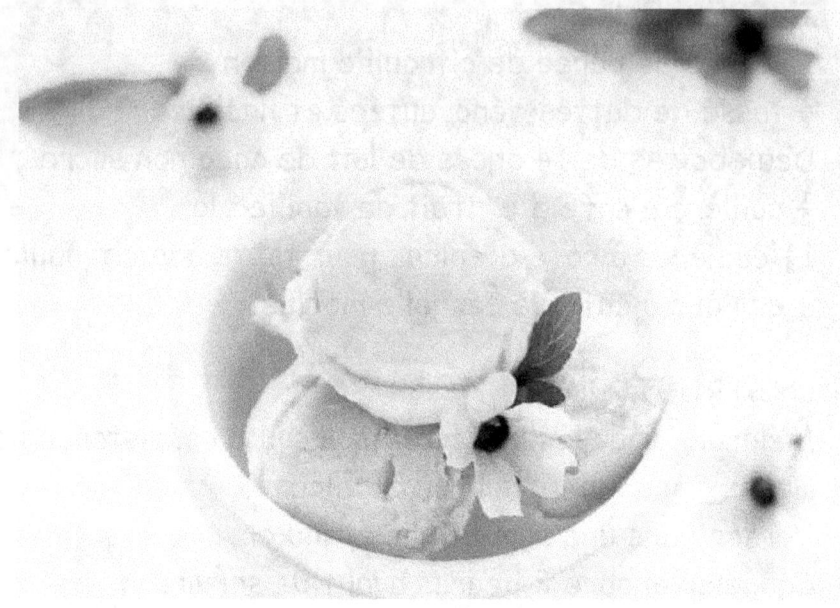

Donne : 6

INGRÉDIENTS:
- Boîte de 14 onces de lait de coco
- 1 tasse de morceaux d'ananas surgelés, décongelés
- 4 tasses de tranches de banane surgelées, décongelées
- 2 cuillères à soupe de jus de citron vert frais
- pincée de sel

INSTRUCTIONS:
a) Tapisser une cocotte en verre d'une pellicule plastique.
b) Mélanger tous les ingrédients jusqu'à consistance lisse.
c) Remplissez la cocotte préparée à parts égales avec le mélange.
d) Avant de servir, congeler environ 40 minutes.

97. Pouding à l'avocat

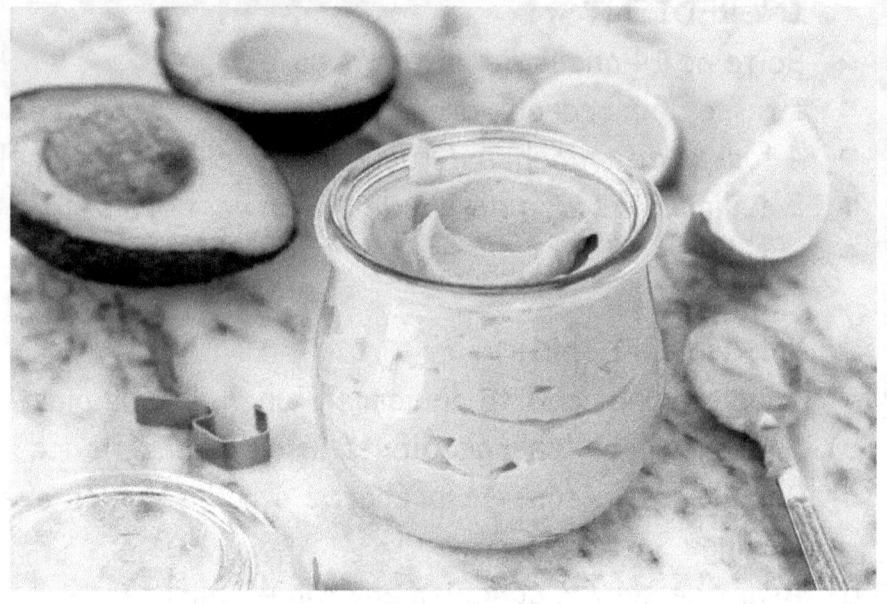

Donne : 4

INGRÉDIENTS :
- 2 tasses de bananes, pelées et hachées
- 2 avocats mûrs, pelés et hachés
- 1 cuillère à café de zeste de citron vert, finement râpé
- 1 cuillère à café de zeste de citron finement râpé
- ½ tasse de jus de citron vert frais
- ⅓ tasse de miel
- ¼ tasse d'amandes hachées
- ½ tasse de jus de citron

INSTRUCTIONS :
a) Mélanger tous les ingrédients jusqu'à consistance lisse.
b) Versez la mousse dans 4 verres de service.
c) Réfrigérer pour 2 heures avant de servir.
d) Garnir de noix et servir.

98. Rouleaux de chili et de noix

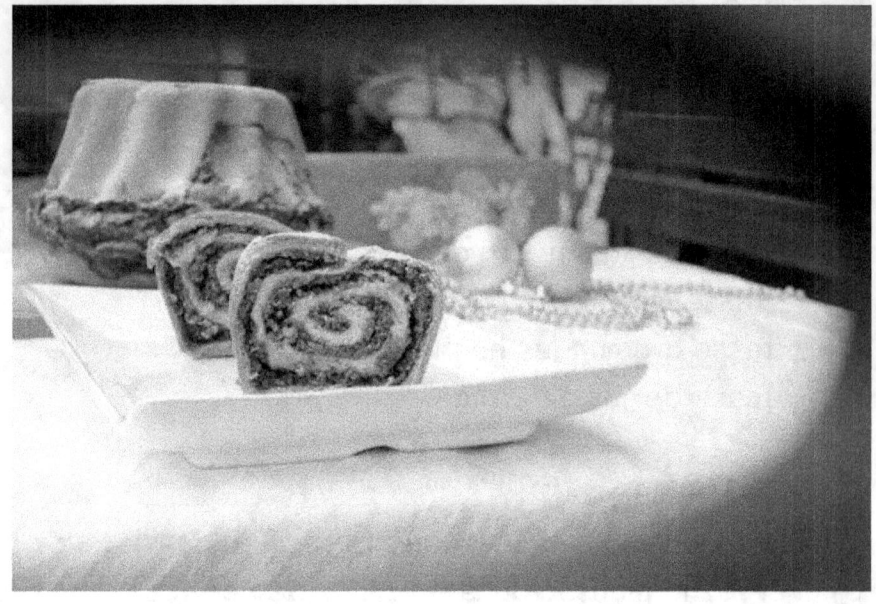

Donne : 2-3 portions

INGRÉDIENTS:
- 2 carottes, hachées
- 1 cuillère à soupe de jus de citron
  - 5 feuilles de nori, coupées en longues lanières
- 1½ tasse de noix
- ½ tasse de choucroute
- 5 tomates séchées au soleil, trempées
- ¼-½ piment frais
- ½ tasse d'origan, frais
- ¼ poivron rouge

INSTRUCTIONS:
a) Dans un robot culinaire, mélanger les noix jusqu'à ce qu'elles soient grossièrement hachées.
b) Incorporer les carottes, les tomates séchées au soleil, les piments, l'origan, le poivre et le citron.
c) Remplissez un bol à moitié avec la trempette.
d) À une bande de nori, ajoutez 3 cuillères à soupe de trempette aux noix et de choucroute.
e) Rouler.

99. Tarte aux pommes curative

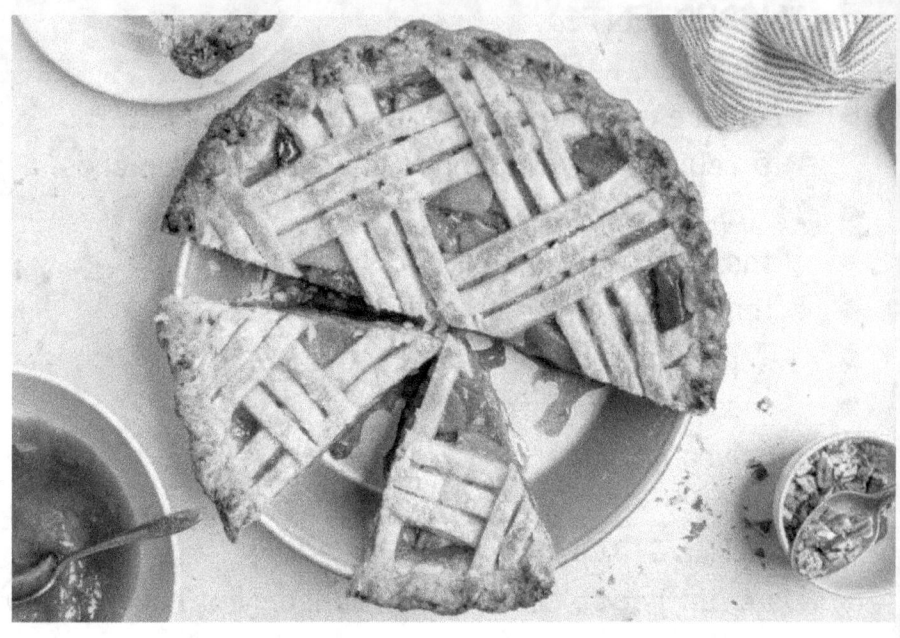

Donne : 8

INGRÉDIENTS:
POUR LES POMMES :
- 8 pommes évidées, pelées et tranchées finement
- 16 cuillères à soupe de sucre de coco
- 2 cuillères à soupe de farine de maïs
- 1 cuillère à café d'extrait de vanille
- 1 cuillère à café d'huile de coco
- 1 cuillère à café de cannelle moulue
- Pincée de sel de mer au goût

POUR LA PÂTISSERIE :
- $1\frac{1}{4}$ tasse d'amandes moulues
- $\frac{1}{4}$ tasse d'huile de coco
- $1\frac{1}{4}$ tasse de farine sans gluten
- De l'eau, au besoin

INSTRUCTIONS:
POUR LES POMMES :
a) Mettez les pommes, l'huile de coco, le sucre de coco, la vanille, la cannelle et le sel dans une casserole avec un couvercle.
b) Laisser cuire à feu doux, en remuant de temps en temps, pendant environ 20 minutes.
c) Dissoudre la farine de maïs dans un petit peu d'eau dans un petit bol.
d) Ajouter le mélange de farine de maïs et d'eau et bien mélanger.
e) Une fois les pommes épaissies, éteignez le feu.

POUR LA PÂTISSERIE :

f) Préchauffer le four à 180 degrés Celsius.
g) Mélanger tous les ingrédients dans un grand bol avec de l'eau, jusqu'à former une pâte ferme.
h) Divisez la pâte en deux et ajoutez-en la moitié dans un plat à tarte graissé. Utilisez vos doigts pour appuyer doucement sur le fond et sur les côtés du plat.
i) Étalez une feuille de papier sulfurisé sur un plan de travail et, à l'aide d'un rouleau à pâtisserie, étalez le reste de la pâte feuilletée en une forme circulaire suffisamment grande pour recouvrir la tarte.
j) Une fois que c'est prêt, transférez le mélange de pommes dans la croûte à tarte.
k) Placez maintenant la couche supérieure de pâte sur la croûte à tarte.
l) Utilisez vos doigts pour fixer la couche supérieure de croûte sur la croûte, en appuyant sur tous les bords autour de la tarte, en vous assurant qu'ils sont bien scellés.
m) Utilisez un couteau pour créer une petite fente au milieu du dessus de la croûte à tarte.
n) Cuire au four environ 30 minutes, jusqu'à ce que la pâte soit ferme au toucher et dorée.

100. Macarons à la noix de coco et à l'eau d'orange

Donne : 14

INGRÉDIENTS :
- 3 tasses de noix de coco râpée non sucrée
- 4 cuillères à soupe de sirop de canne non raffiné
- 4 cuillères à soupe d'huile de coco fondue
- 1 cuillère à café d'eau florale de fleur d'oranger
- Amandes grillées, pour servir

INSTRUCTIONS :
a) Dans un robot culinaire, mixez la noix de coco jusqu'à ce qu'elle soit divisée en très petits lambeaux. Laissez un peu de texture.
b) Ajoutez le sirop, l'huile et l'eau de fleur. Blitz jusqu'à ce que le tout soit bien mélangé.
c) Mettez le mélange dans un bol et placez au congélateur pendant 5 à 8 minutes. Cela permettra à l'huile de coco de durcir afin que vous puissiez travailler avec le mélange.
d) Pendant que vous attendez, ajoutez 10 à 12 amandes dans le robot culinaire et cassez-les en petits morceaux.
e) Dans une poêle, ajoutez 2 cuillères à café d'huile de coco et faites chauffer à feu moyen-doux, ajoutez les noix et faites griller pendant quelques minutes jusqu'à ce qu'elles soient parfumées.
f) Testez la pâte à la noix de coco pour voir si elle reste ensemble lorsque vous en pressez une petite quantité

dans votre paume. Si vous êtes prêt, formez des petites boules avec vos mains. Le mélange est délicat.

g) Disposez les boules sur un plat de service et garnissez de confiture d'orange et d'amandes grillées.

CONCLUSION

Alors que nous concluons notre voyage à travers « LA CUISINE PEAU HEUREUSE», nous espérons que vous avez découvert le pouvoir transformateur de la nutrition et des soins de la peau travaillant en harmonie. Chaque recette de ces pages est une célébration de la peau radieuse et saine qui résulte d'une alimentation saine pour votre corps et d'une alimentation consciente.

Que vous ayez adopté les smoothies riches en antioxydants, les salades stimulant le collagène ou les plats riches en oméga-3, nous sommes convaincus que ces 100 recettes vous ont inspiré à donner la priorité au bien-être de votre peau grâce aux aliments que vous appréciez. . Au-delà des ingrédients et des techniques, le concept de LA CUISINE PEAU HEUREUSEpeut devenir un style de vie, une approche qui reconnaît le lien entre ce que vous mangez et la beauté qui rayonne de l'intérieur.

Alors que vous continuez à explorer le monde des soins de la peau à travers la nutrition, que « LA CUISINE PEAU HEUREUSE» soit votre compagnon de confiance, vous guidant à travers des recettes délicieuses et nourrissantes qui vous soutiennent dans votre voyage vers une peau heureuse et éclatante. Profitez de la synergie entre l'alimentation et les soins de la peau et

profitez de la joie de nourrir votre peau de l'intérieur.
Bravo à une peau heureuse et radieuse !